강박증만 없다면
얼마나 좋을까?
───
굿바이 강박증

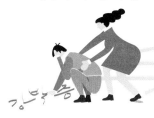

강박증

애써 강박행동을
하지 않으려 노력하지
않아도 괜찮게 된다.
비로소 '위험지대' 를
벗어나 '안전지대' 에
머물게 된다.

굿바이 강박증

초판인쇄	2020년 04월 02일
초판발행	2020년 04월 08일
지은이	권재경
발행인	조현수
펴낸곳	도서출판 프로방스
마케팅	이동호
IT 마케팅	프로방스 마케팅팀
디자인 디렉터	오종국 Design CREO
ADD	경기도 고양시 일산동구 백석2동 1301-2
	넥스빌오피스텔 704호
전화	031-925-5366~7
팩스	031-925-5368
이메일	provence70@naver.com
등록번호	제2016-000126호
등록	2016년 06월 23일
ISBN	979-11-6480-048-3-03510

정가 15,000원

강박증만 없다면
얼마나 좋을까?

굿바이 강박증

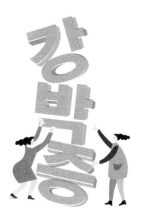

권재경 지음

P 프로방스

"강박증은 완치가 되나요?"

"소장님, 강박증은 완치가 되나요?"

강박증 내담자들에게 자주 듣는 질문이다. 그럴 때마다 나는 이렇게 대답한다.

"네. 완치됩니다!"

그러고는 곧바로 확인하는 것이 있다. 완치의 개념에 대해 나와 같은 생각을 하고 있는지를 체크 하는 일이다. 혹시 다른 믿음을 갖고 있다면 서로가 만족하는 목적지에 닿을 수 없고, 노력을 하면 할수록 엉뚱한 방향으로 멀어져 갈 것이 분명하기 때문이다.

완치(完治). 병이 완전히 나은 것을 이른 말

완치에 대한 사전적 정의다. 그렇다. '완치' 란 말은 완전히 나은 것을 말한다. 그렇다면 강박증에 있어 '완치'는 어떤 상태를 말하는 걸까? 풀이대로 하면 강박증이 완전히 나은 것을 말하는 데 이 또한 애매모호하다. 완전히 나았음을 무엇으로 확인할 것인가에 대한 합의가 선행되어야 한다. 이 불확실함을 확실히 정의하고 치유의 방향을 명확히 규정해야 한다. 강박증으로 고통받는 사람들은 강박 증상 자체가 흔적도 없이 사라져 버리는 것을 바라고 있다. 아무런 꿈과 목표를 가지지 못하게 만든 주범이 강박증 때문이라고 생각하기에 그것의 제거가 우선되어야 한다고 굳게 믿고 있다. 그것 때문에 정작 해야 할 일은 엄두도 못 내고 우울과 무기력에 빠져 허우적거리고 있다고 믿는 것이다.

오염되고 감염될지도 모른다는 생각에 셀 수도 없이 손을 씻어야만 하는 분(청결 강박)은 오염과 감염에 대한 불편함이 하나도 들지 않기를 바란다.

문을 잠그고 또 확인하고 또 확인해야 하는 분(확인 강박)은 혹시 잠그지 않았을지도 모른다는 불편함이 원천적으로 들지 않기를 바란다.

자신의 마음에 들 때까지 정리정돈 하지 않으면, 대칭을 맞추지 않으면 안 되는 분(정리, 대칭 강박)은 자기 뜻대로 놓여 있지 않은 것에 대한 불편함이 애당초 느껴지지 않기를 바란다.

　자신이 원하지 않는 공격적이거나 성적인 생각에 빠져서 벗어나지 못하는 분(강박사고)은 자신의 신념에 위배 되는 그런 생각들이 하나도 들지 않기를 바란다.

　강박증 내담자의 목표는 바로 이것이다. 강박증으로부터의 완전한 자유! 그것을 완치라고 생각한다. 즉, 자신을 힘들게 하는 강박사고와 강박행동들이 완벽하게 제거되어 다시는 생각이 떠오르지 않고 느껴지지도 않는 것을 완치로 정의한다. 완치의 기준이 그러하다면 강박증은 불치의 병이 되고 만다. 마음속을 어지럽히는 강박사고를 억압하고 제거하려고 하면 할수록 그것은 오히려 더 강해지고 지속되기 때문이다. 생각은 어디서 오는지, 또 어디로 가는지 알 수 없다. 출처가 어디인지도 모르는 것을 두고 자초지종을 묻고 저의를 분석하는 일은 시간 낭비, 에너지 낭비일 뿐이다. 그렇다면 강박증의 완치는 어떻게 가능해지는 걸까? 강박증은 다양한 증상으로 나타난다. 하지만 증상은 본질이 아니다. 단지 현상일 뿐이다. 예를 들어 콧물 나고 재채기하고 열이 있는 것은 감기에 걸렸을 때 나타나는 증상이다. 이때 '증상' 자체가 해결해야 할 근본적인 문제는 아니다.

감기에 걸렸기 때문에 나타나는 현상이고 감기에 걸렸음을 알려주는 신호에 불과하다. 그 신호를 조작하고 제거한다고 해서 본질이 바뀌지는 않는다. 감기에 걸렸음은 기가 부족함을 의미한다. 약해진 기운으로 일상을 살아내는 것에 무리가 생겼다는 말이다. 핵심은 거기에 있다. 기가 부족한 이유, 기가 약해진 이유, 그것을 찾고 바로잡는 것이 치료의 핵심이 되어야 한다.

제어되지 않는 재채기(강박사고)를 억지로 막는다고 감기가 나을 이유는 없다. 재채기를 막으면 단지 재채기만 안 하게 될 뿐, 감기의 치유와는 전혀 관계가 없다. 이것이 바로 대다수의 강박증 내담자들이 범하는 강박증 완치에 대한 오류다. 감기에 걸려 놓고도 단순히 재채기를 멈추는 것에만 온통 관심이 집중되어 있다. 오로지 강박 증상이 제거되는 것만이 치료의 목표가 된다. 재채기가 사라져야 감기가 낫는 것이 아니라 감기가 나으면 재채기는 저절로 사라지게 된다. 신경전달물질의 이상으로 강박증이 나타나는 것이 아니다. 강박증이 생길만한 심리적 요인이 있기 때문에 호르몬의 이상이 발생하게 된 것이다. 증상은 치료의 대상으로 삼아야 할 진짜가 아니다. 진정한 치유를 원한다면 진짜를 찾아 진짜와 직면해야 한다. 그렇다면, 진짜는 무엇일까?

"소장님, 강박증 책들을 봐도 무슨 말인지 이해도 안 되고... 어렵습니다."

내담자들에게 자주 듣는 이야기다. 그럴 때마다 쉽게 풀어서 설명하는 게 내 일이기도 하다. 강박증에 대한 정보는 이미 넘쳐난다. 강박증을 검색하면 금방 확인할 수 있다. 강박증이 무언지, 왜 생기는지 여러 가지 이론(학습 이론, 인지 이론, 정신분석 이론, 생물학적 이론 등)에 근거하여 설명하고 있다. 전문가가 아니라면 생소한 내용이 많아 어렵게 느껴졌을 법도 하다. 그런데다 대다수의 책들이 인지행동치료의 이론과 적용에 편향되어있는 것도 아쉬웠다. 그래서 고민했다. 강박증 내담자들이 꼭 알아야 할 실용적인 내용을 쉽게 정리해보자고 마음먹었다. 완치의 핵심들만을 분류해서 담자. 복잡한 이론들은 생략하자. 대신 강박증 선배로서 해주고 싶은 조언과 제안을 함께 담아 보자는 마음이 들었다. 오히려 이런 내용이 비전문가인 내담자의 이해를 돕고 완치를 앞당기는 것에 이로울 거라는 확신도 들었다. 이 책을 쓰게 된 이유다. 그것이 시작이었다.

1장은 나의 강박증 이야기다. 30년 동안 줄곧 함께했던 강박증과 내 삶에 대한 기록이다. 2장은 강박증에 대한 기본적인 개념만을 정리했다. 이 정도만 알면 되겠다 싶은 내용을 담았다. 강박증의 종류와 기존치료의 한계, 그리고 발병원인에 대한 설명으로 채워졌다. 강박증 완치의 전체 프로세스를 이해하고 싶다면 3장부터 읽어 내려가는 것도 방법이다. 이 6단계는 순차적으로 이루어지는 것이 아니라 유기적으로 연결되어 하나의 큰 그림을 완성해 가는 것이다. 다음은 4장이다. 강박증 완치를 위해 반드시 선행되어야 함에도 실행되지 않는 사항을 정리했다. 제안하고 있는 5가지의 내용을 자신의 일상에 적용해 본다면 해결의 실마리를 찾는 데 도움이 될 것이다. 마지막 5장은 강박증 선배로서, 그리고 상처 입은 치유자로서 당신에게 꼭 해주고 싶은 이야기이다. 어쩌면 강박증 때문에 많은 선택을 포기해야만 했던 과거의 나에게 해주고 싶은 말이기도 하다. 강박증에 대한 새로운 관점을 이해하고 받아들인다면 열등감에서 벗어나 인생의 주인공으로 살아갈 수 있음을 전하고 싶었다.

이 책은 강박증뿐만 아니라 공황장애나 우울증인 사람에게도 도움이 될 것이다. 강박증인 사람은 기본적으로 공황장애나 우울증 증상을 동시에 갖고 있기 때문이다. 그러므로 강박증을 치료할 수 있다는 것은 그 두 가지를 함께 다스릴 수 있음을 말하고, 강박증에서 벗어났다는 것도 그런 의미를 담고 있다고 할 수 있다. 나는 이 책을 읽는 당신이 변화하길 기대한다. 지금의 상황을 강박증이 아닌 인생의 문제로 가져오길 희망한다. 그렇게 될 때 강박증은 비로소 완치라는 단어를 허락하게 될 테니까 말이다.

　책이 출간되기까지 각별한 관심과 응원을 보내 준 400여 명의 '굿바이 강박증' 네이버카페 회원들과 카톡 오픈 채팅방 회원들에게 감사의 말씀을 드린다. 그리고 지금의 나를 있게 해주신 부모님과 형제들에게도 고맙다는 말을 드리고 싶다. 끝으로 영원한 내 편이 되어 언제나 믿고 지지해주는 사랑하는 아내와 두 딸에게 고맙다는 말을 전한다.

2020. 3월 꽃피는 봄날에...

저자 **권재경**

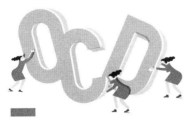

이 책은 강박증뿐만 아니라 공황장애나 우울증인 사람에게도 도움이 될 것이다. 강박증인 사람은 기본적으로 공황장애나 우울증 증상을 동시에 갖고 있기 때문이다.

Contents | **차례**

〈들어가는 글〉 강박증은 완치가 되나요? _ 4

제1장
나도 '강박증' 이었다

01_ 엄마.. 미안해요..   17
02_ 제발 '또라이'로 봐주세요   21
03_ 주먹 한 방에 고꾸라지다   24
04_ 신경성이야, 그러니 신경 쓰지 매!   29
05_ 나를 사랑할 거야   35
06_ 넌 더 잘할 수 있잖아   39
07_ 사람이 그립다, 사랑이 그립다   44
08_ 치유의 길에서 보석을 발견하다   48

제2장
'강박증' 제대로 알기

01_ '강박증'이란?   55
02_ [왜 좋아지지 않요?] 약물치료는 근본치료가 아니다   63
03_ [왜 좋아지지 않요?] 인지행동치료는 핵심치료가 아니다   73
04_ [왜 좋아지지 않요?] 어떻게 한 방으로 해결되는 문제가 아니다   82
05_ [왜 걸리나요?] 강박증은 '애착장애' 때문이다   88
06_ [왜 걸리나요?] 강박증은 '중독장애' 때문이다   94
07_ [왜 걸리나요?] 강박증은 '알레르기' 때문이다   101
08_ [왜 걸리나요?] 강박증은 '욕구불만' 때문이다   111

제3장
'굿바이 강박증' 6단계 변화 프로세스

01_ [생각의 변화] 생각이 바뀌면 세상이 바뀐다   119

02_ [감정의 변화] 생각이 바뀌면 감정도 바뀐다   127

03_ [행동의 변화] STOP! 대체하라. NO! 직면하라.   137

04_ [습관의 변화] 매일 하고 오래 하라   144

05_ [신념의 변화] 하고 싶으면, 할 수 있다고 믿어라   150

06_ [정체성의 변화] 할 수 있는 사람이 되어라   161

제4장
'굿바이 강박증' 5가지 핵심실천하기

01_ 좋아져야 할 이유를 찾아라   171

02_ 결심하지 말고 결단하라   180

03_ 할 수 있는 것에 집중하라   186

04_ 강박증 이득을 포기하라   201

05_ 신념을 리모델링 하라   208

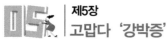
제5장
고맙다 '강박증'

01_ 서울대 학생은 행복할까?   219

02_ 인생의 why 찾는 법   225

03_ 열등감을 극복하고 성공의 문을 열다   230

04_ 고맙다 강박증!   240

〈부 록〉 상담 후기 | 진심으로 나를 사랑할 수 있게 되었습니다 外 _ 242

〈마치는 글〉 지금 바로 당신이 행복해져야 하는 이유 _ 256

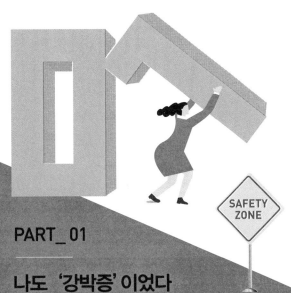

PART_ 01

나도 '강박증' 이었다

대학생이 되었다. 재수를 한다는 건 꿈도 꾸지 않았다. 다닐 수 있는 학교가 있다는 사실만으로도 감지덕지했다. 대학생활은 자유로웠다. 누구 하나 이래라저래라 하는 사람이 없었으니까.. 이곳저곳 많이 다녔던 것 같다. 여전히 혼자가 편했고 혼자만의 시간이 좋았다. 학과 수업에는 거의 들어가지 않았다. 강박증 때문이다.

나는 왜 이럴까?

어쩌다 이렇게 되었을까?

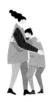

01
엄마.. 미안해요..

철문과 쇠창살로 둘러싸인 곳에 있다.
국군광주병원 정신과 병동이다.

나는 강박증이라는 병명으로 국군수도통합병원에 입원할 수 있
었다.
그곳에서 한 달 정도 치료 받았고 이곳으로 후송되었다.

철커덕...
철문이 열린다.

면회 날이다.
엄마가 오시는 날이다.

철문이 열리면 엄마는 제일 앞에 서 계셨다.

항상 그러셨다.

두 손에는 먹을거리가 가득하다.
막내 먹인다고 주섬주섬 많이도 챙겨 오셨다.
내게 하나라도 더 먹이고 싶어 하셨다.

그런 엄마를 보면 슬프다.
그런 엄마 때문에 더 힙겹다.

약 기운 때문인지..
무기력 때문인지..

나는 우울했고 지쳐 있었다.

엄마는 그런 내게 음식을 내어 놓는다.
고맙지도 감사하지도 않다.

고맙고 감사해야 하는데..
그러지 못하는 나여서..
죄송하고 목이 메인다.

이 시간에 오시려면 몇 시에 일어나셨을까?

마산에서 광주까지..
버스에.. 택시에.. 또 걸어서.. 여기까지..
거기다 무거운 짐까지 드시고..

엄마 마음은 어땠을까?

그것을 알면서도 따뜻한 말 한마디 못하는 나..
그것을 알면서도 엄마가 밉고 원망스러운 나..

차마.. 감사하다는 말은 나오지 않았다.
그래서 미안했고 그런 현실에 화가 났다.
하지만 어쩔 수가 없었다.

엄마가 돌아 가신다.

엄마의 뒷모습에 울컥 눈물이 난다.
엄마의 뒷모습은 항상 나를 울린다.

차라리 엄마한테 안겨 엉엉 울기라도 했더라면..
참았던 눈물을 모두 다 쏟아냈더라면 어땠을까?

엄마..
미안해요..

그리고
사랑합니다..

입대한 지 7개월쯤 되었나...
정신과 병동에서만 5개월을 보내던 어느 날...

나는 강박증이라는 진단명으로..
군 복무기간을 제대로 채우지도 못하고 조기 제대 해야만 했다.

비가 내렸다.

그날은 아침부터 추적추적
비가 내리고 있었다.

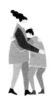

02
제발 '또라이'로 봐주세요

길이 보이지 않았다.

어디에 있어야 하는지, 어디로 가야 하는지도 모른 채..

항구에 정박하지 못하고 거친 파도 위를 떠도는 배처럼 위태롭게 출렁이고 있었다.

변화가 필요하다 생각했다.

마음이 여려서 그렇다.

의지가 약해서 그렇다.

참 많이도 들었던 말이다.

그럴지도 모른다고 생각했다.

도망갈 수 있는 자유를 박탈해 버리면

어쩌면 강해질지도 모르겠다는 생각을 했던 것도 같다.

그래서 나는 대학을 졸업하기도 전에 군대에 지원하게 되었다.
하지만 그것은 너무도 잔인한 선택이었다.

일체의 개인행동이 허용되지 않고
상명하복의 절대적인 위계질서 안에서
일사불란하게 움직여야 하는 숨 막히는 곳.

훈련소에 입소하고 난 뒤에야 비로소 나는 그 사실을 실감할 수 있었다.

이미 때는 늦어 버렸다.
돌이킬 수 없는 현실이 되어 있었다.

그곳에서 강박증은,
나를 완전히 초토화 시켜버렸다.

선택의 여지가 없었다.

살고 싶었고,

살아서 나가고 싶었다.

그런데, 누가 내 말을 믿어줄까?

군대라는 곳에서..
허무맹랑하게 들릴 게 분명한데..
자칫 또라이 취급 당할 수도 있을 텐데..
어떻게.. 말할 수 있을까..

하지만, 다른 방법을 찾지 못했다.
사실대로 얘기하는 수밖에 없었다.
머릿속엔 온통 병원에 가야 한다는 생각밖에 없었다.

한 달 정도 지났던 것 같다.
결국, 나는 국군수도통합병원 신경정신과에서 진료 받을 수 있었다.

그때였다.
그때 나는 처음 알았다.
나를 그토록 숨 막히게 했던 것들이
강박증이라는 이름을 가진 질병이라는 것을...

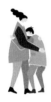

03
주먹 한 방에 고꾸라지다

조회시간이다.

공지사항을 전하러 앞으로 나갔다.

단상에 서서 말을 하고 있다.

한 친구가 계속 떠들고 집중하지 않는다.

그 애를 지목하고 앞으로 나오라고 했다.

뺨을 후려쳤다. 왜 그랬는지 모르겠다.

뺨을 맞은 친구는 가만히 있지 않았다.

주먹을 날렸고 그 친구의 주먹 한 방에 나는 고꾸라졌다.

하지만 나는..

아무런 반격도 하지 못했다...

내 손은 강력한 무언가에 꽁꽁 묶여 있는 것 같았다.

그 많은 친구들이 지켜보는 앞에서..
그것도 반장이라는 놈이..

아무런 대항도 못하고 비참하게 쓰러져 버렸다
아이들의 웅성거림은 나를 비웃는 것만 같았다.

바보 같은 놈...
바보 같은 놈...

2학년, 어느 날 자율학습 시간이었다.

공부하고 있는 나..
교과서에 밑줄을 긋고 연습장에 글을 옮겨 적는다.

교과서에 밑줄을 긋는다.
또 긋는다.
또 긋는다.

밑줄이 내 마음에 들 때까지 긋는다.
또 긋는다.

또 긋는다.

교과서가 너덜너덜해지고 찢어져도 멈추지 않는다.
또 긋는다.
또 긋는다.

마음에 들 때까지 긋는다.
또 긋는다.

연습장에 글을 옮겨 적고 동그라미를 친다.
동그라미가 마음에 안든다.

그래서 또..

동그라미를 친다.
동그라미를 친다.

또 동그라미를 치고
또 동그라미를 친다.

책상 위 지우개가 삐딱하게 있다.

책상 위 볼펜이 삐딱하게 있다.

앞 친구 의자가 삐딱하게 있다.

앞 친구 가방끈이 삐딱하게 있다.

칠판 앞 분필 지우개가 삐딱하게 있다.

모든 게 삐딱하게 있다.

책상 위 지우개를 바로 한다.

책상 위 볼펜을 바로 한다.

앞 친구 의자를(마음속으로) 바로 한다.

앞 친구의 가방끈을(마음속으로) 바로 한다.

칠판 앞 분필 지우개를(마음속으로) 바로 한다.

하지만... 마음에 안든다.

그래서.. 또..

책상 위 지우개를 바로 한다.

책상 위 볼펜을 바로 한다.

하지만...또...

하지만...또...

하지만...또...

강박증은.. 그렇게..

시작되고 있었다...

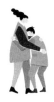

04
신경성이야, 그러니 신경 쓰지 마!

나는 옷에 대한 예민함이 있었다.

목에 옷이 닿으면 어릴 때부터 갑갑해 했고 떼어내곤 했다.

엄마도 그랬고 형도 그랬단다. 그래서 나도 그런 줄 알았다.

적어도 강박증이 심해지기 전까지는 말이다.

그런데, 중학교 2학년.. 그 일이 있고 난 후부터

나는 완전히 옷에 대한 불편함에 압도되어 버렸다.

그때부터 나는..

숨을 제대로 쉴 수 없었고, 그 지저분한 느낌에 온종일 집중하고

집착했다.

그러면서도 또 밑줄을 긋고, 동그라미를 치고, 이런저런 줄도 맞

추고.

공부한다는 것,

그것은 욕심이 되어 있었다.

그래서 나는, 포기해 버렸고..

말하지 않았다.. 웃지 않았다...

미칠 것 같은 하루하루는 변함없이 계속되고 있었다.

그렇다고.. 어디 말할 데도 없고..

말한다 해도 믿어줄 것 같지도 않았다.

고등학생이 되었다.

중학교를 졸업하면서.. 생각했었다.

고등학교 가면 괜찮아질 거야, 좋아질거야..

하지만 그건 바람일 뿐이었다.

강박증은 그대로였고 더 깊은 절망 속으로 추락하고 있었다.

그러던..어느 날..

엄마에게 털어놓았다.

"엄마, 나...이상해..왜 그런지 모르겠어.. 나 병원 좀 데리고 가
줘..."

며칠 후..
신경정신과란 곳에 처음 가게 되었다.
이런저런 검사를 받았던 것 같다.

그런 뒤..
의사선생님을 만났는데..

신경성이란다....

미치고 돌아버릴 것 같은데..
그냥.. 신경성이란다..

성격이 예민해서 그런 거니까
마음을 편하게 먹고 느긋하게 생활하란다.

마지막 희망이었던 병원에서 전문가가 내린 진단이란 것이..
"신경성.."

더 이상 어떻게 할 방법을 찾을 수 없게 되었다.
그때의 막막함을 어떻게 말로 설명할 수 있을까?

그 이후.. 나는 모든 것을 닫아 버렸다.
그리고 강박의 깊은 바다로 가라앉고 있었다.

했던 일에 대해 반복적으로 확인하는 행동이 더해지고..
일어나지도 않은 일의 해결책을 썼다가 지웠다가..
불합리하다는 것을 알면서도 멈출 수 없었던 강박사고와 강박행
동들..

나는 그것에 철저하게 결박당한 채..
우울과 무기력의 바다에 던져져 침몰하고 있었다.

집 밖을 나가지 않은지 한 달이 되어 간다.
매일매일 똑같은 하루가 계속 된다.

우울하고..

무기력하고..

처절하게 슬프다...

아침이 오는 것이 무섭다.

또 하루를 맞는 것이 두렵다.

어김없이 느끼게 될 좌절, 그리고 절망..

그 속에 던져져야 하는 시간이 다가올수록 불안은 목을 조여 온다.

살고 싶다..

살아 있고 싶다..

나는 왜 이럴까?

어쩌다 이렇게 되었을까?

아무것도 할 수가 없고

아무것도 못 할 것 같다.

누구 하나 알려 주는 사람이 없고..

인생의 절벽 앞에 위태롭게 서 있는 나를 아무도 알아차리지 못
한다.

삶보다 죽음이 더 그럴듯해 보이는 시간이 늘어간다.

아침이 다가오던

어느 날..

그 새벽...

죽음을 택한다.

어느 날,

어느 밤.

또.. 한 번의

죽음을 택한다.

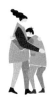

05
나를 사랑할 거야

대학생이 되었다.

재수를 한다는 건 꿈도 꾸지 않았다

다닐 수 있는 학교가 있다는 사실만으로도 감지덕지했다.

대학생활은 자유로웠다.

누구 하나 이래라저래라 하는 사람이 없었으니까..

이곳저곳 많이 다녔던 것 같다.

여전히 혼자가 편했고 혼자만의 시간이 좋았다.

학과 수업에는 거의 들어가지 않았다.

강박증 때문이다.

공부한다는 것..

집중해야 하는 상황 속에 있는 것이 너무 두려웠다.

집중하고 있는 사람들 속에 있는 것이 너무 힘겨웠다.

또 좌절하고 또 절망할 텐데..
그런 나를 다시 만나고 싶지 않았다.

스무 살은..
그렇게 시작되고 있었다.

기타를 만났다.
음악을 만났다.

내게도..
좋은 친구가 생겼다는 말이다.

그 녀석과 함께 있을 때는 편안했다.

우울은, 나를 더 센티하게 만들어 놓았고
고독은, 나를 더 혼자 있게 만들어 놓았다.

노래를 만들기 시작했다.

하루 종일.. 기타가 옆에 있었고..
하루 종일.. 음악이 있어 살아지는

그런 날들이었다.

그 무렵.. 만들었던 노래다.

나를 사랑할 거야 (권재경 작사 · 작곡)

그리움이 비처럼 내리는 스산해진 겨울 오후에
많은 사람들 어디로 가는지 바쁜 걸음 재촉하는 지금

나는 여기서 머물러 있고 세상 풍경은 늘 그렇게
예전처럼 같은 모습만으로 스쳐가고 있어요

창가에 몸을 기대면 들을 수가 있을 것 같아
뽀얀 입김에 묻어 나오는 작고 아름다운 꿈들은

이렇게 넓은 세상 하늘 아래 많은 사람들 중에
단 하나뿐인 나를 더욱 사랑할 거야

지금은 모든 것이 힘이 들고 슬픈 나날이지만

세월 흘러가면 웃을 수 있게..

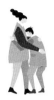

06
넌 더 잘할 수 있잖아

골목대장이었나 보다.

구슬치기를 하다 모두 잃으면 형들을 놓아주지 않았다고 한다.

승부욕도 강하고 활동적이었다고 한다.

그런데.. 잘 기억나지 않는다.

나는 어릴 적 기억이.. 잘 나지 않는다.

6살 차이가 나는 형은 내가 초등학교를 졸업하는 해, 대학에 입학했다.

겉으로만 봐도 아버지같이 크고 강한 사람이었다.

명문대에 진학한 형은 준수한 외모에 운동까지 잘했고 늘 이웃들의 칭찬이 자자했다.

형의 존재는 너무 커 보였고 동경의 대상이었다.

중학교에 입학했다.

학교는 버스를 타고 네다섯 정거장을 가야 했다.

가끔 누나와 걸어 다녔던 기억이 난다.

중학생이 되면서

나는 참 많이 아팠다.

눈물이 핑 돌고 어디에 마음을 붙여야 할지 몰라 휘청거렸다.

외로웠다.

엄마 주위를 맴돌았던 기억이 난다..

하지만.. 아무 말도 못했다.

외롭다고..가슴에서 자꾸 찬 바람이 분다고 ..

말하고 싶었는데..

결국, 나는.. 말하지 않았다.

그러던 어느 날.. 체육 선생님이 나를 불렀다.

"니가 권재경이가? 그놈 참 잘 생겼네..니 내 아나?"

".........."

"허허..이모부도 몰라보고 이놈 봐라...허허"

"담임선생님한테 말해 놓을 테니까 니는 공부 잘하고 말씀 잘들어야 한다.. 알겠제?"

나중에 알고 보니.. 엄마가 잘 따르던 아주머니의 남편분이셨다.

그래서 그랬던 것 같다..

어느 날부터 담임선생님께서 나를 챙겨 주셨다.

호랑이 선생님으로 소문난 분이셨는데 나한테는 따뜻하게 대해 주셨다.

나를 아끼고 관심 있게 지켜봐 주셨다.

마음속, 차갑게 불던 바람은 어느새 잦아들어 있었다.

제대로 숨 쉴 수 있었다.

그때부터.. 열심히 공부했던 것 같다.

잠잘 때까지 계속 공부만 한 것 같다.

당연히 성적으로 반영되었다.

"반 2등, 전교 7등"

공부를 잘한다는 것은 참 좋았다.
사람들이 나를 먼저 알아봐 주었다.

다른 반 선생님도 내 이름을 불러 주시고
친구들도 쉬는 시간마다 내 주위에 모여들었다.

그땐.. 행복했던 것 같다.

2학년이 되었을 때..
나는 반장이 되었다.

첨엔 좋았는데..
시간이 지나면서 힘들어지기 시작했다.

덩치가 작았던 내게..
몸집이 크고 개성 강한 친구들을 통제하는 일은 부담스러웠다.

첫 시험 이후..

시험결과를 두고 담임선생님께서 던진 한마디는 내 어깨를 더 짓눌렀다.

1학년 때와 같은 좋은 성적이었지만...
담임선생님은.. 만족스럽지 않았던가 보다.

"권 재경... 조금 더 분발해야겠어. 넌 더 잘할 수 있잖아!!"

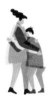

07
사람이 그립다, 사랑이 그립다

강박증...
강박증...
강박증...

지쳐 있었지만..
포기할 수는 없었다.

나는..

내성적인 사람..
말수가 적은 사람..
감성적인 사람..

무리에 어울리는 것보다

혼자 있는 것을 좋아하고

혼자 있을 때면..

또 사람이 그리운..
또 사랑이 그리운..

그런 사람으로 비쳐졌고
그런 사람으로 살아갔다.

사람들은 나의 모든 것이었던,
강박증을 전혀 눈치채지 못하더라.

하지만,
소소한 기쁨.. 즐거움..
행복도 있었지

어느 덧.. 서른을 넘기고 있던 그때..

꿈꾸던 한 사람이 내게로 왔고

나는 그 사람을 사랑했다.

나를.. 아빠라 부를 아이..
그 아이들을.. 만났다.

아빠가 된다는 것은...
방황하면 안 된다는 것.

우리 딸들에게는..
그런 아빠가 되고 싶었다.

가장으로서 흔들림 없는..
강한 아빠가 되고 싶었다.

나는 그 꿈을 지키기 위해
다시 한번 전열을 가다듬고..

강박증과 마주 섰다!

나는.. 나를..

사랑하니까...

그리고..

아빠니까...

08
치유의 길에서 보석을 발견하다

나는 강박증을 인정하지 않았고 절대 받아들일 수 없었다.

완벽하게 압도당했고 감쪽같이 속아 왔다.

모든 것이 강박증 때문이라고.

강박증이 없어지지 않으면 아무 일도 할 수 없다고.

강박증이 없어져야만 무엇이라도 시작할 수 있다고.

철석같이 믿고 강박증을 밀어내며 살아왔다.

하지만 저항하면 할수록 좌절과 절망 속에 무너져 갔다.

그동안 이런저런 치유의 노력을 참 많이도 했었다.

정신과에 입원해 약을 먹은 것도 1년, 심리상담도 1년이 넘게 받았다. 최면과 전생 퇴행치료도 했고 계룡산에 들어가 명상에 전념했던 적도 있었다. 심지어는 무당에게 굿을 받기도 여러 번이었다.

그럼에도 불구하고 나는 변함이 없었고, 우울했고 무기력했다.

그랬던 내게, 변화의 조짐이 감지되었다.
30년 동안 신념처럼 간직해왔던 강박증에 대한 잘못된 믿음이 송두리째 흔들리기 시작했다.

스스로가 선택한 색안경을 낀 채 살아왔고
생각지도 못한 제한적인 신념과 정체성이 무의식에 깊이 새겨져 있음을 발견하게 되었다.

강박증에 대한 새로운 해석을 하게 된 것이다.

그것이 시작이었다!
새로운 시각은 새로운 선택을 가능하게 했다.

오래 전, 가업으로 시작했던 일.
고심 끝에 건설 회사 대표이사라는 직함을 내려놓았다.

그리고 인생의 주인공으로 다시 태어나기 위해,

열정으로 가득한 에너지 버스에 탑승하는 것을 선택했다!

어떤 상태가 되어야 강박증으로부터 완전히 자유로워졌다고 자신 있게 말할 수 있는가?

어떤 상태가 되어야 강박증에 모든 것을 덤터기 씌우지 않고 무심히 바라볼 수 있을까?

강박증의 완치는 정말 가능할까?

어쩌면 강박적으로 완치에 집착하고 꿈꾸는 이상, 강박증의 완치는 영원히 불가능할지도 모른다.

이제 나는 "강박증 때문에 아무것도 할 수 없어."라는 변명은 더 이상 하지 않게 되었다.

그것은 내게 강박증으로부터의 완치를 의미한다.

아파서..

치료를 위해서..

살기 위해서..

마음과 치유와 심리에 대해 공부하기 시작했고 자격을 갖추었다. 그리고 비로소 깨달았다. 그것은 더 많이 배우고 외워야 하는 것의 문제가 아니었다. 더 인지도 높은 대학의 졸업장이 보증해 줄 수 있는 것도 아니었고, 더 많이 외워서 취득해야 하는 자격증으로 증명해 보일 수 있는 것도 아니었다.

그런 것만으로 가능했다면, 아팠던 사람이었고 이것저것 안 해본 것 없던 나는, 예전에 만났던 전문가라는 이름의 많은 사람들에 의해 진작에 행복을 발견하고 만끽하면서 살고 있었어야 했다.

30년 동안 강박증의 늪에서 허우적거리던 내가, 마음속에서 길을 잃고 강박증에서 벗어나기 위해, 살기 위해 발버둥 쳤던 내가, 마흔이 넘은 나이에 20년 동안 해오던 일을 접고 석, 박사가 넘쳐나는 심리상담이라는 분야에 남은 인생을 걸고 과감히 뛰어들 수 있었던 것은,

행복을 향해 걷고 있는 이 여정에서 가슴으로 알게 된 그 무엇들이, 그 어떤 졸업장보다도, 그 어떤 자격증보다도 더 소중하고 가치 있는 것임을 깨달았기 때문이다.

나는 확신한다!!

내가 치유로 가는 길에서 발견한 보석들이,
강박증으로 아파하는 누군가에게도..
여전히 빛나는 보석으로 함께 할 거라는 것을.

강박증전문 변화심리상담센터
굿바이강박연구소. 권재경

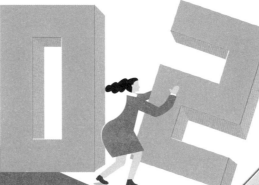

PART_ 02

'강박증' 제대로 알기

강박행동은 강박사고 때문에 생기는 불안, 불편, 불쾌의 감정을 해소하기 위해 하는 행동을 말한다. 강박행동은 해방구와 같다. 강박사고로 괴로울 때 강박행동을 하고 나면 순간적인 만족감을 느끼기 때문이다. 마치 알코올 중독인 사람이 스트레스 상황에서 술을 몇 잔 마시면 안도감을 느끼는 원리와 같다. 이처럼 강박행동이 안겨주는 달콤한 유혹을 뿌리치는 것은 어려운 일이다. 그렇기에 대부분의 강박증 환자들은 별다른 의심 없이 강박행동을 하게 된다.

약으로 누르면
강박증은 숨어든다. 숨었을 뿐이지
사라진 것은 아니다.

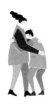

01
'강박증' 이란?

사람은 하루에 4만 5천~5만 5천 가지의 생각을 한다. 그래서 오만가지 생각을 다 한다는 말이 있는가 보다. 이런 생각들 속에는 자신이 원하는 것도 있지만 그렇지 않은 것도 있다. 그런데 원하는 생각은 문제가 되지 않는다. 문제는 원하지 않는 생각에 있다.

고등학생 A군의 사례를 보자. 교회를 다니며 신앙심이 깊은 A군은 다가오는 기말고사 시험을 잘 보고 싶었다. 그래서 수면시간을 줄이고 친구와의 약속도 미룬 채 공부에 매진했다. 시간이 날 때마다 하느님께 기도도 했다. "꼭 학급등수 10등 안에 들고 싶어요. 꼭 도와주세요"라고 말이다. 시험날이 되었다. A군은 다소 긴장했지만 침착하게 문제를 풀었고 답안을 제출했다. 그런데, 이게 어떻게 된 일인가? 답안이 하나씩 밀려서 작성된 게 아닌가? A군은 낙담했다. 순간, 하느님에 대한 화가 치밀어 올랐다. 하지만 죄책감을 느끼지는 않았다. 스스로가 원해서 하느님을 원망하고 있었으니까.

그렇다면 원하지 않는 특정한 생각이 불쑥 치고 들어온다면 어떨까? 거기다가 너무 흉측하고 상식에도 벗어나는 내용이라면 어떤 기분이 들까?

B군은 독실한 기독교 신자였다. 어려운 사람들을 먼저 챙기고 배려하는 삶을 살고 있었다. 주변에서도 칭찬이 자자했다. 그런데 어느 날 기도회에서 "하느님 미친놈!"이라고 말하고 싶은 충동을 느꼈다. B군은 너무 놀랐다. 그 이후로도 자신의 믿음에 반하는 충동을 억누르기 위해 안간힘을 썼다. 하지만 그럴수록 충동은 더욱 커지고 강력해져 갔다.

강박증은 자신이 원하지 않는 생각과 행동을 계속적으로 반복하는 증상을 말한다. 원하지 않는다면 하지 않으면 되지 않을까? 라는 의문은 통하지 않는다. 강박적인 생각을 의지의 힘을 빌려 통제하려 하면, 오히려 더 강해지고 지속된다. 그러니까 원만한 생활을 하지 못하고 극심한 불편함을 느끼게 되는 것이다.

강박사고 & 강박행동

강박증은 이처럼 본인의 의지와 관계없는 생각과 행동을 반복하게 되는데, 이것을 강박사고와 강박행동이라고 한다. 정리하면 강박증은 강박사고와 강박행동으로 이루어져 있다.

강박증 = 강박사고 + 강박행동

그렇다면 강박사고와 강박행동에는 어떤 종류가 있을까? 먼저 강박사고에 대해서 알아보자.

강박사고는 원하지도 않고 불필요하다는 것을 알면서도 조절되지 않고 반복적으로 떠오르는 생각이나 충동을 말한다. 자신의 믿음이나 가치관에 위배되는 내용이 대부분이기 때문에 이런 생각이나 충동이 떠오르면 부정하고 자책하게 된다. 이런 노력은 강박사고를 통제하려는 시도로 이어지게 되는데, 계속될수록 고통은 더 심해진다. 강박사고에는 다음과 같은 것이 있다.

사랑하는 사람에게 끔찍한 행동을 할 것 같은 반복적인 충동

자신의 실수로 다른 사람에게 해를 입히는 것에 대한 걱정

더러운 것에 오염되거나 병균에 감염되는 것에 대한 과도한 걱정

특정 물건의 좌우대칭이나 순서를 맞추고 싶은 충동

신성을 모독하거나 욕설을 할 것 같은 불편한 생각

크게 필요가 없는 물건임에도 잃어버리는 것에 대한 지나친 걱정

개인적으로 혐오스럽다고 생각하는 성적 행위를 할 것 같은 충동

신체기능이나 감각에 대한 지나친 집착과 걱정(침 삼킴, 호흡, 눈 깜빡임 등)

특별한 의미가 없는 숫자나 단어가 자꾸만 떠오르는 것

이처럼 강박사고는 위해나 실수에 대한 책임감, 오염에 대한 걱정, 순서와 대칭에 대한 집착, 폭력과 공격성 그리고 성에 대한 걱정, 종교나 도덕성 등과 관련이 있다. 한번 생각해보자. 이런 강박사고가 든다면 당연히 불안을 느끼지 않겠는가? 그러므로 강박증인 사람은 이런 불안함에서 벗어나고 싶어 한다. 그런 의도에서 이루어지는 행동이 있는데, 그것이 바로 '강박행동'이다. 왜냐하면 강박행동을 통해 강박사고의 불안을 해소할 수 있기 때문이다.

강박행동은 강박사고 때문에 생기는 불안, 불편, 불쾌의 감정을 해소하기 위해 하는 행동을 말한다. 강박행동은 해방구와 같다. 강박사고로 괴로울 때 강박행동을 하고 나면 순간적인 만족감을 느끼기 때문이다. 마치 알코올 중독인 사람이 스트레스 상황에서 술을 몇 잔 마시면 안도감을 느끼는 원리와 같다. 이처럼 강박행동이 안겨주는 달콤한 유혹을 뿌리치는 것은 어려운 일이다. 그렇기에 대부분의 강박증 환자들은 별다른 의심 없이 강박행동을 하게 된다. 자꾸 하게 되면 습관이 되고 더 나아가 중독의 상태에까지 이르게 된다. 근

본적인 해결책은 아니지만, 만족의 경험은 쉽사리 떨치기 어렵다. 강박행동은 겉으로 드러나는 외적행동과 마음속에서 은밀히 이루어지는 내적행동으로 이루어지는데, 종류는 다음과 같다.

반복해서 확인하려는 행동
특정한 규칙에 따라 반복적으로 씻는 행동
특정한 행동을 반복하는 행동
물건을 정리하고 배열을 맞추려고 반복적으로 노력하는 행동

사람은 누구나 불안의 감정을 선호하지 않는다. 조금이라도 불안의 순간을 단축하고 싶어 한다. 그런데 강박증이 있는 사람들은 선택의 여지가 많지 않다. 이유 없이 치고 들어오는 강박사고의 불편함에 대항하는 방법을 제대로 알지 못하기 때문이다. 그럴 때 강박행동은 아주 유용한 해결책이 된다. 하지만 강박행동을 계속 반복하는 것은 강박증 치료에 아무런 도움이 되지 않는다. 단지 순간적으로 불안을 완화시켜 줄 뿐이다. 근본적인 해결책이 아니라 임시방편의 효과만 있을 뿐이다.

강박적 vs 강박증

강박적인 것과 강박증인 것의 차이에 대해 생각해 본 적이 있는가? 대대수는 무언가 실수하지 않고 완벽하게 해내야 하는 생각을 말할 때 특별한 구분 없이 혼용해서 사용한다. 강박은 어떤 생각이나 감정에 사로잡혀 심리적으로 심하게 압박을 느끼는 상태를 말한다. 그래서 '강박'이라는 단어가 포함된 두 단어 역시 그런 뜻을 포함하고 있을 거라 추측한다. 하지만 본래의 의미는 확연히 다르다. 닮은꼴인 두 단어의 차이를 아는 것은 강박증을 이해하고, 강박증인 사람을 이해하는데, 아니 오해하지 않는 데 큰 도움이 되리라 믿는다.

강박적인 것과 강박증인 것의 가장 큰 차이는 "특정한 생각과 행동을 자신이 원하느냐, 원하지 않느냐"의 관점이다. 강박적인 사람은 본인의 의지로 생각하고 행동한다. 모든 생활에 적용되며 모든 면에서 주도적이다. 그래서 항상 자신의 계획대로 완벽하게 일이 진행되기를 바란다. 자신의 믿음을 고집하고 그것이 어긋나면 대인관계에서 마찰을 일으키는 경우도 많다. 행동을 보면, 약속 시간 10분 전에 항상 도착해서 회의 내용을 준비한다. 필요한 서류는 하루 전에 완료하고 출력까지 마친다. 약속 상대에게 오늘의 약속을 다시 확인하는 문자를 보낸다. 차는 금방 세차한 것처럼 깔끔하고 구두는 빛이 난다. 주말도 없이 일을 하고 검토했던 일도 다시 검토한다. 매사에 이래야 하고 저래야 하는 자신만의 규칙이 분명한 경우이다.

그에 비해 강박증은 전혀 다른 프로세스를 가지고 있다. 자신이 원하지 않고 불합리하다는 것을 알면서도 하게 되는 반복적인 생각과 행동을 말한다. 그러므로 자기 자신이 가장 고통스러운 증상으로 알려져 있다. 특정 부분에 한정되어 나타나고 대인관계에서 의존적인 경향이 강하다. 몇 시간이 흘렀는데도 손을 계속 씻고, 원하는 대로 물건이 놓여 있지 않으면 불편하고 놓여 있는 물건의 대칭에 집착한다. 또한 문이 제대로 잠겼는지, 가스 불을 제대로 잠갔는지 여러 번 확인하고, 공격적이고 비윤리적인 생각에도 사로잡힌다. 주의할 것은 강박증인 사람의 25% 정도는 강박적인 성향을 동시에 갖고 있으므로 상담 과정에서 정확한 구분이 필요하다.

강박증 발병

1980년대까지만 해도 강박증 환자는 그리 많지 않았다. 그런데 지금은 인구의 2%인, 100만 명 정도가 강박증 환자로 추정될 만큼 흔하다. 정신과 병동에 입원 중인 환자 중 4번째로 많은 비중을 차지하고 있고 자신이 강박증임을 알면서도 숨기려는 특성을 감안하면 실제 환자 수는 훨씬 더 늘어날 것이다. 강박증의 성별 비율은 남녀가 거의 비슷하고 12세~22세 사이에 처음 시작된다. 실제로 적절한 치료를 받는 것은 17년이 지난 후인 30세 전후로 보고되어 있다. 자신의 증상을 인지하지 못하거나, 단순히 성격의 문제로 받아들이기 때문에 치료 시기가 늦어지게 된다.

정신질환은 크게 정신병과 신경증으로 분류하는데, 정신병에는 조현병과 조울증 등이 있고 강박증은 신경증에 해당한다. 두 질환의 차이는 병에 대한 인식 유무이다. 정신병인 사람은 자신의 병을 문제로 인식하지 못한다. 그래서 현실감이 없고 고통도 느끼지 못하는 경우가 많다.

이에 반해 강박증은 자신의 생각이나 행동이 불합리하다는 것을 잘 안다. 자신에게 문제가 있다는 사실을 알지만 의지대로 통제가 되지 않기에 누구보다도 환자 자신의 고통이 가장 큰 증상이며 일상생활에도 막대한 지장을 준다. 심할 경우는 사회생활을 할 수 없고 제한된 공간에서 자신을 가둔 채 살아가게 된다.

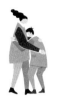

02
[왜 좋아지지 않나요?]
약물치료는 근본치료가 아니다

강박증인가? 그렇다면 강박증 치유를 위해 어떤 노력을 하고 있는가? 강박증 내담자들의 첫 번째 선택은 병원인 듯하다. 신경정신과로 자신을 데리고 간다. 숨겨 왔던 인생스토리를 한 보따리 풀어 놓으려 한다. 하지만 기대가 깨지는 데는 그리 오랜 시간이 걸리지 않는다. 5분도 되지 않아 상담은 종결된다. 이야기는 시작도 못 했는데 벌써 끝이라니, 허탈하다. 결론은 결국 약물치료다. 웬만하면 약은 먹고 싶지 않았는데 꼭 먹어야 한단다. 세르토닌, 도파민과 같은 신경전달물질(호르몬)의 분비와 재흡수의 오류로 강박증을 규정했기 때문이다. 좌뇌와 우뇌의 균형이 맞지 않아 문제가 생겼고 불안이 발생했다고 인식했기 때문이다. 대뇌 안와피질과 미상핵 부분의 기능 이상으로 강박증을 뇌의 문제로 단정했기 때문이다. 의사와의 상담은 어떤 약을 얼마나 처방해야 하는지를 판단하는 데만 필요한 듯하다. 어떤 인생을 살았고 어떤 상처가 있고 감당할 수 없었던 일은 무엇이었는지에 대해서는 관심이 없는 듯하다. 가족도 이해해주지 못하는 강박증 환자의 고충을 털어놓고 하소연하고 싶었는데, 위로받고 싶었는데, 얼마나 기대하고 찾아왔는데.. 무슨 글자인지도 모르게 날려 쓴 처방전만 손에 들려있다. 할 수 있는 일은 약을 먹는 것밖에 없음을 알게 되고 믿게 된다. 약을 먹기 시작했다. 1주일쯤 지나니 강박 증상이 조금 덜한 것도 같다. 좋아지는 건가? 하는 생각도 든다. 그런데 없던 문제가 하나둘 몸에 생겨난다. 스스로 생각해도 좀 이상해져 간다. 좋아지고 있는 건가? 안 좋아지고 있는 건가? 헷갈린다. 의사에게 물어보니 꾸준히 먹다 보면 익숙해질 거라고 하는데, 먹기 전에는 강박증 때문에 불편하고 먹은 후에는 몸과 마음이 예민해져 불편하다. 그래도 방법이 없으니 부작용을 감수하고 계속 먹을 수밖에 없다. 의사 말대로 6개월쯤 먹고 나면 좋아지겠지? 강박 증상이 저절로 없어지겠지? 근본적으로 문제가 해결되겠지? 하는 바람으로 오늘도 빠짐없이 약을 먹고 약에 기대고 약에 취해 버텨내고 있다. 그렇게 1년, 5년, 어느덧 10년. 부작용 없이 근본적인 치료가 되려면 얼마나 더 오래 약을 먹어야 하는 건지 알 수가 없다. 그래서 여전히 불안하다.

10년 동안 최선을 다해 약을 챙겨 먹었는데도 별다른 호전은 없고 오히려 약의 양은 늘고 있다면, 그 약은 도대체 왜 먹고 있는 걸까? 포기하지 못하는 약에 대한 맹목적인 믿음은 과연 안전한가?

하버드 대학교수이자 정신과 의사인 피터 브레긴 박사, 그는 이렇게 주장한다. "인간은 동물에게는 없는 전두엽이란 곳이 있어 인간답게 느끼고 정체성을 갖고 관계를 맺으면서 살 수 있다. 그런데 모든 향정신성 약물은 전두엽의 기능을 망가뜨린다. 그럼 우리는 왜 약물이 도움이 된다고 생각할까? 잠 못 드는 밤에 맥주 두 잔, 그것을 마시면 편안해진다. 뇌가 진정되기 때문이다. 하지만 나아지는 게 아니라 작동을 멈추고 느려지는 것이다. 뇌가 기능장애를 일으키는 것이다. 중요한 일을 앞두고 맥주 두 잔을 마실 사람은 없다. 전두엽이 제대로 작동하길 바라기 때문이다. 내가 정신과 약물을 처방하지 않는 이유도 그래서다. 모든 향정신성 약물(프로작, 아빌리파이, 리튬, 리탈린, 에더올, 알콜, 마리화나 등)은 전두엽의 기능을 손상시킨다. 특정 신경 경로를 막아서 전두엽으로 가는 도파민을 차단한다. 뇌의 일부를 화학적으로 절단하는 셈이다. 그 결과 배려심, 사고, 느낌 등이 사라진다. 인지능력과 기억력이 저하되고 매사에 무관심해진다. 고통을 덜 느끼고 영혼을 무감각하게 만든다. 뇌를 마취시켜 뇌 기능을 억누르고 무능하게 만든다. 일시적으로는 불안을 줄여주지만 불안 자체를 줄여주지는 않는다. 인간의 탁월한 본능인 불안을 느끼는 능력을 억누르고만 있을 뿐이다."

나도 예전에 약 좀 먹었던 사람이다. 병원에 입원했던 기간만 1년

여가 되니 얼마나 많이, 착실히 먹었을까? 좋아지는 것 같았지만 결국은 좋아지지 않는 그 느낌, 잘 아는 사람이다. 나를 찾는 내담자 중에도 오랫동안 약을 먹었지만 효과가 없었다는 분이 많다. 처음 약을 먹으면 강박증이 약해지는 듯하고 약을 먹어서 좋아지는 듯하다. 그대로 쭉 먹다 보면 강박증에서 벗어날 수 있겠다는 착각에도 빠질 수 있다. 약으로 누르면 강박증은 숨어든다. 숨었을 뿐이지 사라진 것은 아니다. 그것은 치료가 아니라 지연이라고 하는 것이 맞다. 그리고 약이 근본적인 치료제가 되어서도 안 된다. 설령 그런 약이 있다고 해도 시판되어서는 안 된다. 만일 그렇다면 어느 누가 자기 인생의 주인공으로서 열심히 살아가려고 노력하겠는가? 그저 약 하나 꿀꺽 삼켜 버리면 걱정거리가 사라지고 만사가 해결되는데 말이다. ?있을 수도 없고 있어서도 안 되는 일, 생각하면 너무도 끔찍한 일이지 않겠는가?

약은 잠시 증상을 눌러 놓을 뿐이다. 그러다 약을 끊으면 강박증은 다시 고개를 든다. 약물사용을 중단한 지 4~8주 정도가 지나면 강박 증상이 다시 나타나는데, 좋아졌다고 생각했던 만큼 바닥으로 추락할 때 느끼는 충격은 더 커진다. 대부분은 더 악화되는 상황을 경험하게 된다. 근본적인 치료가 아닌 일시적인 완화요법이 강박증 치료의 대세가 되는 것이 안타까울 따름이다. 그렇다면 강박증 환자들은 왜 약물의 유혹에서 벗어나지 못하는 걸까?

한 장의 예쁜 셀카 사진을 얻기 위해 얼마나 많은 사진이 폐기되고 수정되는지 모른다. 선택된 한 장의 사진을 보며 사람들은 그것이 그 사람의 실체인 줄 착각한다. 어디까지 믿어야 하는지, 어디까지가 진실인지 궁금해하지 않는다. 신약을 개발하는 데 약효를 입증하기 위해 몇 번의 임상 테스트가 이루어지는지 알 수 없다. 몇백 번인지, 몇천 번인지 알 수 없다. 하지만 어쩌다 한번, 긍정적 결과를 얻게 되었다면 그것만으로도 유효한 것이 된다고 한다. 딱 한 번의 증명만으로 몇천 번의 부적격을 덮어버리는 것이다. 증명해야 하는 것은 가짜 약보다 약효가 뛰어나느냐다. 아무 효과가 없는 가짜 약보다 더 나은 효과가 있다는 것을 증명해야 하는 것이다. 몇천 번의 테스트 결과로 충족된 단 한 번의 효능이라면 몇천 번은 효능이 없었다는 말이 아닌가? 그렇게도 힘겹게 검증된 신약을 먹고도 호전됨을 느끼는 우리는 과연 플라시보에서 얼마나 자유로울 수 있을까?

우리가 삼킨 것은 무엇일까? 좋아짐을 느끼는 건 과연 약 때문일까? 약을 건네준 의사에게 갖는 무조건적인 믿음, 그 믿음을 주고받고 삼키는 것은 아닐까? 우리의 맹목적인 믿음이 우리가 삼킨 약의 실체가 아닐까?

환자가 낫는 이유는 환자가 철석같이 믿는, 진정으로 강력한 누군가가 약을 주었기 때문이다. 그러므로 약의 성분은 중요하지 않다.

효과가 있는 것은 약이 아니라 사람에 있기 때문이다. 의사가 강력한 치료제고 플라시보가 된다. 그래서 좀 더 큰 병원, 좀 더 인지도 있는 의사를 찾고 만나고 싶어 한다. 아무 약효가 없는 밀가루 약도 완벽한 믿음을 주는 의사가 처방해주면 기적의 약으로 둔갑해 버리는 것이다. 그럼에도 이런 사실을 인정하는 사람은 많지 않다. 한 번쯤은 들어보았지만 크게 의미를 두지 않는 경우가 많다. 그럴 수 있겠다고 이해는 하면서도 깊이 고민하고 의심해 보지 않는 이유는 뭘까?

정신의학전문가들이 가장 존경하는 미국의 저명한 정신과 의사인 '데이비드 번스' 박사. 그는 우울증의 원인을 뇌 속 호르몬과 화학물질 분비의 불균형으로 보는 것은 사실이 아니라 미디어가 안겨 준 환상일 수 있다고 말했다. 신경정신과 전문의들이 방송 매체를 통해 강박증의 원인으로 지목하는 것은 동일하다. 도파민과 세르토닌 같은 신경전달물질(호르몬)의 문제를 언급한다. 이런 정보들에 자주 노출되는 일반인들은 아무 의심 없이 이 전제를 진실로 받아들인다. 하지만 강박증을 바라보는 하나의 전제일 뿐인데 다른 관점에 대해서는 관심 갖지 않는다. 정보가 부족하기 때문에 의심조차 하지 못하는 것이다. 당연히 마음의 병은 뇌의 문제라는 믿음이 굳어지고 계속해서 똑같은 정보들만 접하게 된다. 어떻게 해서 이런 일이 반복되는 걸까? 좀 더 깊이 설명하자면 거대한 제약회사와 병원 간의 커넥션을 이야기해야 하는데, 이는 민감한 부분이기에 여기서는 언급하지 않기로 하겠다. 궁금한 분이 있다면 구글에서 검색해 보길 바란다. 한편 분석심리학의 창시자인 '칼 융'은 "환자의 우울증을 치료해야 하는 것이 아니라 환자라는 사람을 치료해야 한다."라고 했다. 이 말은 강박증을 비롯한 모든 마음의 병을 치료하는 데에 있어 치료대상이 무엇이 돼야 하는지에 대해 진지하게 생각해보게 만든다. 증상이 아니라 증상을 가진 사람에게 치유의 중심을 맞춰야 함을 말하고 있는 것이다. 어쨌든 어떠한 작용에 의한 것이든 약은 효과를 보인다. 그런데 약이 가지는 일시적 호전감은 경계해야 할 대상이다. 강박증의 치유가 아니라 오히려 치유의 기회를 막는 장애물로써 작용하기 때문이다.

이런 상황을 예를 들어보자. 알코올 중독에 빠진 사람이 있다. 이 사람은 극심한 스트레스 상황이 닥치면 술을 선택하는 사람이다. 왜냐면 자신이 감당하고 싶지 않은 현실에서 가장 빨리 벗어나게 만들어 주는 것이 술이기 때문이다. 역지사지의 지혜로 상대방을 이해하려는 노력, 원하진 않았지만 있을 수 있는 일이라고 인정하고 애써 받아들이려는 노력은 이 사람에게 너무 힘든 과정이다. 스트레스는 극심한데 마땅한 해결책이 없을 때 그 상황에 오래 노출되는 것은 이로울 게 없다. 이때 이 사람이 할 수 있는 가장 쉬운 선택은 무엇일까? 가장 빨리, 가장 저렴한 방법으로 위기의 순간을 벗어날 수 있는 방법이 무엇일까? 이런 순간에도 알코올의 유혹을 뿌리칠 수 있을까? 2000원도 안 되는 돈으로 즉시 스트레스에서 벗어나게 해주는 묘약을 외면할 수 있을까? 이 사람에게 술은 필요하다. 아니 반드시 술이 있어야 한다. 그런데 그런 술을 끊을 수 있을까? 적당한 시기가 되면 서서히 줄이면 된다고 생각하지만 절대 쉽지 않다.

강박증이 심해지면 습관적으로 약부터 생각날 게 분명하다. 복잡하게 얽힌 문제를 마음속에서 풀어내는 것은 번거로울 게 뻔하다. 결국은 약을 쉽게 끊지 못하는 상황이 되어 버린다. 강박증이라는 중독에서 약물의 중독까지 겹치게 되는 것이다. 이것이 강박증의 근본적인 치료를 막는 장애가 되는 이유다. 자신에게 어떤 애착 좌절의 상처가 있는지 찾아보아야 한다. 엉뚱한 곳에 애착하게 만든 중독의 프로세스를 이해해 나가야 한다. 직면하고 싶지 않은 사람과 상황에 대한 어떤 알레르기가 있는지도 탐색해 보아야 한다. 억압된 감정, 해소되지 않았던 욕구불만이 얼마나 쌓여있는지를 발견해 나가야 한다. 강박증 있는 당신이 한번 생각해보라. 어떤 게 더 쉬울까? 어려운 방법으로 문제를 해결하고 싶어 하는 사람은 아무도 없다. 약을 먹는 게 더 쉽지 않을까? 그런데도 굳이 마음속으로 들어가 문제의 본질을 찾는 노력을 하겠다고 나서겠는가? 그러므로 약을 먹고 호전된다고 느끼는 것은 희망이 아니라 경계해야 하는 유혹의 시그널임을 기억해야 한다.

 물론 약이 필요한 순간도 있다. 생명의 위협을 느낄 만큼 불안이 극심할 때는 적극적으로 약물의 도움을 받아야 한다. 또한 일상생활에 큰 지장이 있다면 역시 약을 복용하면서 근본적인 치료를 병행해 나가야 한다. 하지만 어떤 경우에도 전제조건이 있다. 시한을 먼저 정해 놓아야 한다. 좋아지면 끊겠다? 그건 끊고 싶은 생각이 없다는 말과 같다. 그러니 언제까지 먹겠다, 언제까지 끊겠다는 목표를 분명히 해야 한다. 좋아져서 끊은 게 아니라 약을 끊었기에 당신이 좋아졌음을 인정할 수 있는 것이다. 먹더라도 알고 먹고 적당히 먹어야 하지 않겠는가?

 약은 강박증인 당신을 약(弱)하게 만든다.
 약의 효능에 대한 맹목적인 믿음은 강박증인 당신을 계속 약(藥)하게 만든다.
 강박증이라는 엄청난 중독의 늪에서 허우적대는 당신에게
 약물의 유혹은 당신을 더 깊은 늪으로 빠져들게 한다.
 믿기 전에, 의심부터 해봐야 한다.
 강박증은 의심병이다. 의심이라면 이골이 나 있지 않은가?
 그렇게 넘쳐나는 의심!

조금이라도 약의 효능에 대한 건강한 의심으로 활용해 보았으면 좋겠다.

당신의 弱함이 당신을 藥하게 함을

당신이 받아들일 수 있게 되면 좋겠다.

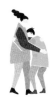

03
[왜 좋아지지 않나요?]
인지행동치료는 핵심치료가 아니다

강박증을 검색하다 보면 일정 기간 약물을 복용하고 인지행동치료를 받으면 호전될 수 있다는 이야기를 자주 접한다. 강박증 때문에 고통스러운 사람이라면 귀가 솔깃할 수밖에 없다. 그렇게 하면 금세 좋아질 수 있을 거라는 막연한 기대도 가지게 된다. 희망을 갖는다는 건 좋은 거다. 절망의 늪에서 빠져나올 수 있다는 믿음이 생기는 거니까. 하지만 어설픈 희망이 더 큰 절망을 안겨주기도 한다. 시간이 가도 변하지 않는 자신을 보며 오히려 희망을 포기해 버리는 경우도 많기 때문이다. 강박증 치료에 효과적이라고 하는 인지행동치료는 인지치료와 행동치료를 병행하는 것을 말한다. 생각의 오류를 점검하는 인지치료, 특정 행동을 제한하거나 노출 시키는 행동치료, 그런데 이 두 방법은 근본적인 모순을 안고 있다.

예를 들어 청결 강박증이 있는 사람이 있다고 하자, 이 사람은 조금 전 누군가와 악수를 했고 손에 더러운 세균이 묻었을지도 모른다는 생각을 가지게 되었다. 그 순간 감염에 대한 불안을 느끼고 그 불안을 해소하기 위해 강박적으로 씻는 행위를 반복하고 있다. 이는 청결 강박증 내담자들이 공통적으로 가지고 있는 패턴이다. 감염에 대한 불안! 그것을 문제의 중심으로 인식하는 것이다.

원하지 않는 생각과 행동을 계속적으로 반복하는 증상. 이것이 강박증이라고 앞에서 설명했다. 핵심이 무엇인가? 바로 '원하지 않는 생각과 행동' 이라는 것이다. 강박증 내담자들도 분명히 안다. 자신의 행동이 부적절하다는 것을 말이다. 하지만 그걸 하지 않으면 불편하고 불안하기 때문에 어쩔 수 없이 반복하는 것이다. 그런데, "손을 씻지 않아도 안전하다. 감염은 터무니없는 환상이다. 아무 일도 일어나지 않는다."라는 사실을 객관적인 관점에서 질문하고 대답하게 한다. 맞는 말이다. 악수했다고 감염이 되고 죽음까지 염려하는 것은 극단적인 생각이고 합리적이지 않다. 문제는 말이 안 된다는 것을 아는데, 멈춰지지 않는 것이다. 그렇다면 과연 이것을 인지의 오류로 전제하고 계속 설득하는 노력이 적절한 걸까?

행동치료도 그렇다. 행동치료는 특정 행동을 하지 못하도록 강제적으로 제한하거나 노출 시키는 것을 말한다. 씻어야 하는 내담자를 억지로 씻지 못하게 하고 만지지 못하는 물건을 강제로 만지도록 만든다. 그런 식으로 제한하는 시간을 조금씩 늘려간다. 그리고는 이렇게 말한다. '손 씻지 않아도 아무 일도 일어나지 않잖아!', '그러니 너의 불안은 옳지 않아!' 라고 말이다. 이런 논리에 강박증 환자도

'아~ 아무 일도 일어나지 않는구나~~ 내가 괜한 걱정을 했구나~ 너무 예민했구나~' 하면서 수긍하기도 한다. 이렇게라도 수습되어 마무리가 된다면 그나마 다행이다.

인지행동치료에서 완치를 평가하는 기준은 오로지 행동의 실행 유무이다. 그 사람이 어떤 이유로 강박증이 생겼는지에 대해서는 관심이 없다. 대신에 불안을 느낄 필요가 없음을, 행동을 하든 하지 않든 아무런 일도 일어나지 않는다는 것을 경험시키려 한다. 그런 과정을 통해 행동을 통제할 수 있게 되면 완치로 인정하는 것이다. 하지만 이런 방법으로 강박증을 해결할 수는 없다.

청결 강박증이 있는 A군에게 인지행동치료가 어떻게 적용되는지 살펴보자. A군은 외출하는 것이 힘들다. 밖으로 나가려면 현관문 손잡이를 잡아야 하는데 오염에 대한 두려움 때문에 쉽지 않다. 이런 증상을 해결하기 위해 인지행동치료를 받았다고 하자. 다행히 걱정하는 일이 생기지 않는다는 것을 인지적으로 이해했고 행동으로 옮기지 않게 되었다. 드디어 밖을 나갈 수 있게 된 것이다. 그럼 문제는 해결된 것인가? 다른 문제는 학교에서 생겼다. 손을 씻기 위해 화장실에 갔는데 수도꼭지를 잡지 못한다. 이유는 같다. 급히 화장실에 들어갔는데 변기 뚜껑을 만지지 못한다. 좌변기 수도 레버도 손을 못 댄다. 집 현관문 손잡이를 만질 수 있게 되었다고 나머지 것들도 아무렇지 않게 손댈 수 있게 된 건가? 아니다. 전혀 별개의 일이 된다. 각각의 경우에 대해 처음부터 다시 인지적, 행동적 관점의 오류를 설명하고 별일이 안 생긴다는 것을 경험하는 과정을 거쳐야 한다. 말은 간단하지만 적지 않은 시간과 노력이 필요하고 상당한 인내와 끈기도 있어야 한다. 6개월~1년 정도의 시간을 할애한다고 해도 변화를 보장할 수 없다. 그래서 중간에 포기하는 사람도 많다. 하지만 언제 또, 어떤 증상에 꽂혀 밖을 못 나가게 될지 모른다. 근본적인 치료가 되지 않는 것이다. 게다가 강박증은 하나의 종류로만 나타나지 않는다. 청결 강박증이 있는 사람이 어느 날 갑자기 이유도 없이 확인 강박에 사로잡히게 되고 확인 강박이었던 사람이 대칭 강박과 감각 강박(호흡, 침 삼킴, 눈 깜빡임 등)에 꽂히는 일도 흔하다. 말도 되지 않는 성적사고와 공격적 사고로 고통받는 순간도 많다. 이럴 때마다 모든 경우의 수에 대해 인지행동치료 관점에서 오류를 찾고 설명하고 이해하고 경험하는 과정을 계속해야 하는 걸까? 가능해진다고 해도 또 다른 것이 나타날 텐데, 그럴 때마다 이 프로세스를 무한 반복하는 게 효과적일까? 정말 힘겨운 투쟁의 연속이 아닐 수 없다.

종로에서 뺨 맞고 한강에서 화풀이한다?

종로에서 뺨 맞은 사람은 왜 하필이면 한강에서 화풀이했을까? 노량진도 있고 영등포도 있고 잠실도 있는데 굳이 한강을 선택한 이유는 뭘까? 뭔가 특별한 이유가 있을지도 모른다고 생각한다. 강박증이 있는 사람도 마찬가지다. 왜 하필 자신이 특정한 강박증에 꽂히게 되었는지 궁금해한다. 그리고 다른 사람의 증상은 자신보다 가볍다고 여긴다. 자신의 증상이 가장 힘들고 다른 경우는 과소평가하는 경향이 강하다. 청결 강박인 사람은 차라리 확인하는 것이 더 편하겠다고 하고 침 삼킴 강박이 있는 사람은 대칭 강박이 훨씬 더 낫겠다고 생각한다. 자신의 증상이 제일 특별하다고 믿는 것이다. 그렇다면 그 강박에 꽂히게 된 이유가 뭘까? 어떤 이유로 종로에서 뺨을 맞은 사람이 한강에서 화풀이를 하게 되었을까? 나는 스스로 던진 질문에 '그냥'이라고 답한다. 이렇게 대답하면 내담자들은 다소 실망하는 듯하다. 하지만 사실이 그러하다. 그 사람은 이미 종로에서 뺨을 맞았는데 화가 났어도 표현을 못 했다. 그런 채로 돌아다니다 우연히 한강에서 어깨가 부딪힌 사람에게 참아왔던 화를 터뜨린다. 왜 한강이냐고? 말했다시피 그냥 한강이다. 특별한 이유가 없다. 단지 에피소드만 있을 뿐이다. 몇 가지 사례를 통해 살펴보도록 하자.

A씨는 취준생이다. 취업 걱정으로 스트레스가 심했던 어느 날, 공부를 마치고 귀가하던 택시 안, 그날따라 택시기사의 호흡 소리가 거칠게 느껴지고 크게 들렸다. 자기도 모르게 그 소리에 집중하다

갑자기 자신의 호흡에 꽂혀 버리고 말았다.

B씨는 직장인이다. 중간관리자였는데 언젠가부터 혼자라는 생각이 들었다. 그날도 어수선한 마음으로 귀가했고 남편과 잠자리에 들었는데, 남편의 침 삼키는 소리가 유별나게 크게 들렸다. 그 소리에 빠져들게 되었고 그 이후로 자신의 침 삼킴을 항상 의식하게 되었다.

C씨는 대학생이다. 편입을 준비 중이었지만 좀처럼 공부에 집중이 되지 않았다. 우연히 TV를 보던 중, 기사 하나에 꽂히고 만다. 에이즈 관련 내용이었다. 자신과는 전혀 관계없는 내용이었는데도 혹시 자신이 에이즈 환자일지도 모른다는 공포에 휩싸이고 만다.

d씨는 주부다. 부쩍 건강에 대한 걱정이 심해졌다. 그날도 왠지 나른하고 무기력함을 느끼고 있었다. 그때 TV 뉴스를 듣는다. 최근 심장마비로 급사하는 사람들이 늘어났다는 내용, B씨 역시 그 시간 이후부터 혹시 자신도 그렇게 되지 않을까 하는 극심한 불안에 빠지게 된다.

E씨는 대학생이다. 아직 진로를 결정하지 못했고 미래에 대한 막연한 불안을 갖고 있다. 컴퓨터에 바이러스가 퍼져 사생활이 불법 촬영, 유포되는 피해가 커지고 있다는 기사를 접했고, 그 다음날부터 온종일 컴퓨터 문서함을 확인하고 또 확인해야만 했다.

F씨는 주부다. 아이 둘을 둔 엄마인데 독박 육아로 힘든 시간을 보

내다 모 대학교수가 교내 화장실에 몰카를 설치했다는 기사를 우연히 보게 된다. 그 이후부터 집 밖 화장실을 이용할 수 없게 되고 일거수일투족이 모두 감시받고 있다는 생각에 갇히고 만다.

G씨는 직장인이다. 새로운 회사에 취업하면서 낯선 동네로 이사를 했고 혼자 살게 되었다. 그러던 중 오피스텔 주차장에서 가끔 만나게 되는 사람이 유명배우가 출연하는 영화의 연쇄살인범과 닮았다는 생각을 했고 그 이후 극심한 불안으로 집 밖을 못 나오게 된다.

왜 하필 한강인가? 말씀드렸듯이 그냥이다. 그냥 그 순간에 그 사람이 지나가고 있던 곳이 한강이었을 뿐이다. 하지만 한강은 별다른 의미가 없다. 한강에서 어깨가 부딪힌 그 사람을 붙잡고 실랑이 쳐본들 문제가 해결되는 게 아니다. 이미 그 사람은 종로에서 화가 나 있었음이 중요하다. 그 사람은 한강이 아니어도 노량진에서도 영등포에서도 잠실에서도 누군가와 어깨가 부딪혔더라면 분명히 발끈했을 거다. 강박 증상 역시 그렇다. 극심한 스트레스를 받고 있던 중 일상에서 우연히 접한 소소한 사건에 자기도 모르게 무의식적으로 꽂히게 된 것이다. 꽂힘의 대상은 호흡일 수도 있고, 침 삼킴일 수도 있고, 질병일 수도 있고, 카메라일 수도 있다. 증상은 무언가를 회피하고 싶었을 때 자신의 무의식이 선택한 대상에 불과하다. 이것을 두고 인지적 행동적 관점에서 오류를 찾고, 일어날 가능성이 희박함을 논리 있게 설득하는 것이 과연 적절한 일 인지는 모르겠다.

어느 날 밤, 한 사람이 가로등 아래서 뭔가를 찾고 있었다. 지나가던 행인이 그걸 보고 무슨 일이냐고 물었다. 그 사람이 열쇠를 잃어버렸다고 하자 친절하게도 그 행인은 열쇠 찾는 것을 도와주었다. 한 시간이 넘게 찾아봤지만 열쇠를 찾을 수 없자 마침내 행인이 물었다. "정말 여기서 잃어버린 것 맞소?" 그 사람이 어두운 골목길을 가리키며 대답했다. "아니요! 저기 컴컴한 데서 잃어버렸습니다." 화가 난 행인이 어이가 없다는 듯 다시 물었다. "그런데 왜 이 가로등 밑에서 열쇠를 찾고 있습니까?" 그 사람이 대답했다. "여기가 환하니까요."

오래전부터 전해 내려오는 이슬람 우화이다. 맹목적으로 해결책을 찾는 것보다 문제점을 먼저 정확히 파악하는 것이 중요하다는 것을 깨닫게 해준다. 그렇다. 변화를 원한다면 자신의 문제와 그 원인이 무엇인지를 정확히 알아야 한다. 문제가 무엇인지 제대로 알지 못하면서 열심히 문제를 풀고 있다면, 그 자체가 문제의 해결을 막는 커다란 장애가 된다. 최선을 다하는데도 상황이 개선되지 않고 있다면 그건 문제를 잘못 정의하고 있기 때문이다. 당신은 지금 문제를 잘못 파악해 엉뚱한 곳에 시간과 에너지를 낭비하고 있는 것은 아닌가?

주전자 물이 끓고 있다. 가스 불은 뜨겁다. 주전자 뚜껑이 덜거덕거린다. 물이 넘친다. 뚜껑을 열어 주어야 한다. 그런데, 내 손과 내 의지를 묶어 버린다. 아무것도 할 수 없게 만들어 놓는다. 뚜껑을 열지 못하게 한다. 뚜껑을 있는 힘껏 누르고 있다. 끝내 덜거덕거리는 소리는 사라졌다. 물도 넘치지 않는 것처럼 보인다. 과연 문제는 사라진 건가? 인지행동치료는 끓고 있는 주전자 뚜껑을 억지로 막는 것과 같다. 손을 씻는 행동은 상징적인 의미만 있을 뿐이다. 그것은 죄책감일 수도 있고 수치심일 수도 있다. 누군가를 향한 분노의 무의식적 표현일 수도 있고 완벽을 향한 집착일 수도 있다.

강박행동은 신호다. 불안한 내면의 신호, 무언가 내면에 문제가 있음을 알리는 신호다. 단순히 그 신호를 인지적, 행동적 관점에서 억제하려는 인지행동치료는 핵심적인 치료가 될 수 없다. 신호가 없어진다고 근본적인 문제가 사라지는 것은 아니다. 끓고 있는 주전자를 식히는 좋은 방법이 있다. 너무나 간단한 방법, 가스 불을 차단하는 것이다. 강박행동을 하게 만드는 배후조정자! 그 부정적인 정서를 찾아 차단해야만 한다.

"증상이 해결되었다고 병이 치료된 것은 아니다." _ 지그문트 프로이트 '정신분석입문' 중

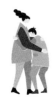

04
[왜 좋아지지 않나요?]
어떻게 한 방으로 해결되는 문제가 아니다

엉킨 실타래.

가는 실이, 촘촘하고 복잡하게 엉켜 있는 실타래를 풀어야 한다. 풀고 싶은 마음은 간절한데 시간이 넉넉하지 않다. 이때 그 복잡한 꼬임을 바라보는 사람은 어떤 마음일까? 엉킨 실타래를 푸는 것은 만만한 일이 아니다. 어디서부터 무엇을 어떻게 건드려야 하는지 가늠할 수 없는 상황에 놓이게 된다. 하나의 끝을 잡았다가도 이것이 맞는지 아닌지 의심하는 마음에 흔들리기도 한다. 모든 능력을 총동원해서 가장 쉽고 빠르게 풀어낼 수 있는 방법이 무엇인지를 고민하게 된다.

하지만, 엉킨 실타래를 푸는 데에 뾰족한 묘책은 있지 않다. 그저 하나의 끝을 잡고 찬찬히 풀어나가는 수밖에 없다. 하나의 꼬임을 풀어냈지만 그것이 또 다른 꼬임과 연결되기도 한다. 풀면서도 엉키고 풀면서도 의심이 된다. 답답하고 막막하고 포기해 버리고 싶은 마음도 든다. 엉킨 실타래를 푸는 데에는 시간도 제법 걸린다. 어느 정도의 시간이 걸릴지는 장담할 수 없다. 하나의 끝을 잡고 수백 번, 수천 번의 오고 가고를 감당해야 할지도 모른다. 엉킨 실타래를 풀기 위해서는 그래야만 한다.

강박증은 엉킨 실타래다. 자신의 마음에 들지 않게 심각하게 엉켜 있는 실타래다. 왜냐면 강박증이 있는 사람은 자신의 강박증을 몹시 싫어하고 이해조차도 못하고 있기 때문이다. 엉킨 실타래와 같은 강박증을 당신은 지금 어떻게 대하고 있는가? 어떻게 하면 좀 더 쉽고 간단하게 그리고 짧은 시간에 해결할 수 있을지, 오로지 그것에만 집중하고 있지는 않은가? 자신은 아무것도 하지 않은 채, 어떻게 병원에서, 어떻게 약으로, 어떻게 몇 번의 심리치료만으로 단번에 해결할 수 있을지 모른다는 허황한 믿음에 목매달고 있지는 않은가? 가끔 보면 한두 번의 최면 치료만으로 강박증에서 벗어날 수 있다고 주장하는 사람들의 이야기를 접하게 된다. 그럴 때면 참 안타까운 마음이 든다. 강박증으로 힘든 분들이 무슨 죄가 있겠는가? 그저 빨리 좋아지고 싶은 마음으로 근거 없는 정보에 현혹되는 것이 무슨 죄가 되겠는가? 하지만 그것을 경험하고도 아무런 변화를 느끼지 못하고 돌아서는 강박증 내담자의 불신과 불안은 깊어만 간다.

단 한 번의 시술에 몇백만 원에서 천만 원을 호가하는 강박증 치료

시술이 있는 것도 같다. 이런 사실을 접하면 항상 드는 생각이 있다. 그런 치료를 해주는 사람은 어떤 생각으로 그런 가격을 책정하고 강박증 환우들을 현혹하는지 그 속내가 궁금해진다. 만일, 그 사람이 자신의 방법에 대해 확고한 믿음을 가지고 있다면 그것을 문제 삼고 싶지는 않다. 치료라는 것은 자신의 믿음을 환자가 인정하고 받아들인다는 것을 전제하기 때문이다. 결국, 최종선택은 환자의 몫이기에 일방적으로 치료자를 매도할 수는 없는 일이다. 무엇을 믿든 간에 그것은 자유고 자신이 믿는 그것을 주장하고 알리는 것이 문제라고는 할 수 없으니까 말이다. ?하지만 그렇지 않고 강박증 환우들을 현혹해 돈벌이의 대상으로만 생각하는 것에 닿아 있다면 그것은 명백한 사기라고 할 수 있다. 그런데 그 구분이 참 애매모호하고 불분명하다. 애당초부터 눈에 보이지 않는 것을 다루다 보니 빈번히 발생하는 원초적인 의문이기도 하다.

그런데, 이런 일들이 일어나게 되는 원인이 무얼까? 어떻게 해서 상담비용은 부담스러워하면서도 단 1회에 몇백만 원, 그리고 천만 원을 호가하는 치료에는 과감하게 비용을 지불할 수 있는 걸까?

강박증은 엉킨 실타래라고 했다. 아주 적절한 표현인 듯하다. 현재의 엉킴 상태가 마음에 들지 않아 불만이 많은 상황 속에 있는 것이다. 그래서 그 엉킴을 풀어내고 싶은 것이다. 그런데 풀어내고 싶은 마음만 컸지 스스로가 그 과정을 주도하려는 사람은 드물다. 강박증의 늪에 빠진 자신을 누군가가 나타나 극적으로 구해주기만을 애타게 기다리고 있는 것이다.

그렇다! 자신은 아무것도 하지 않을 테니 어떻게 좀 "짠!" 하고 바꾸어 주실 분 어디 안 계실까요? 나는 가만히 있을 테니 어떻게 절묘한 테크닉으로 변화시켜 주는 곳 어디 없을까요? 하는 잘못된 기대가 정상적이지 않은 비용을 지불하게 만드는, 거래가 이루어지도록 만드는 불씨가 된다. 이해한다! 나도 오래전 강박증 때문에 용하다는 무당을 찾아가 굿을 한 적도 여러 번 있었다. 그때 내 마음이 바로 짠! 을 기대하는 마음이었다. 그때는 그것이 방법이 될 수도 있다고 믿었으니까 가능했던 선택이었다.

結者解之(결자해지)

일을 맺은 사람이 풀어야 한다는 뜻으로, 일을 저지른 사람이 그 일을 해결해야 한다는 말이다.

강박증으로 힘든 당신에게 진심으로 당부하고 싶다. 강박증은 당신 인생의 엉킨 실타래다. 그리고 당신이 인정하든 인정하지 않든, 또는 의식적이든 무의식적이든 그 엉킴은 당신이 행한 결과다. 그렇다면 그것을 푸는 주체는 누구여야 할까?

어떻게 약으로, 어떻게 뇌 수술로, 어떻게 한두 번의 최면 치료만으로. 그 복잡한 엉킴이 스르르 풀어질 수 있을까?

그 마음은 충분히 이해하지만 그런 마음으로는 엉킨 실타래를 풀어낼 수 없다. 하루라도 빨리 강박증에서 벗어나고 싶어 하지만 그런 방법으로는 강박증으로부터 자유로워질 수 없음을 이해했으면 한다.

나는 '강박증 해결전문가'다. 강박증 이론전문가가 아니라 강박증 해결전문가이길 원한다. 그것은 공감을 넘어 내담자의 궁극적인 변화를 목표로 하는 의지의 표현이다. 나는 강박증으로 힘든 당신을 도와 '굿바이 강박증' 할 수 있도록 안내하는 사람이다. 하지만 당신이 떠나게 될 그 여정에 든든한 동행이 되고 싶은 가이드에 불과하다. 나는 그 이상도 그 이하도 아니다. 책임지고 모든 것을 다 해드릴 수는 없다. 해드릴 수 있는데 안 해드리는 게 아니라, 해드릴 수 없는 일이기 때문에 못 해드리는 일이다. 있을 수도 없고 가능해서도 안 되는 일, 이 사실을 기억해 주었으면 한다. 엉킨 실타래를 풀다 보면 막막하고 의심스럽고 힘겨운 시간 속에 자주 놓이게 된다.

그럴 때 그 순간을 어떻게 이해하고 받아들일지, 중심은 어떻게 잡는지를 알려드리고 제안하고 리드하는 사람이다. 그렇지만 이 모든 것들은 당신이 주도적으로 이 과정에 참여하게 될 때 가능해지는 이야기이다.

조급함을 경계해야 한다. 시간이 필요한 작업이다. 그리고 그 시간을 줄이는 일은 오로지 당신의 선택에 달려 있다. 그리고 당신이 나서야 할 일이다.

지금 변화하고 싶다면,
강박증에서 벗어나고 싶다면,
엉킨 그 실타래를 풀어내고 싶다면,

진지하게 다시 한번 이 말을 생각해 보기 바란다.

結者解之(결자해지). 매듭을 묶은 자가 매듭을 풀어야 한다는...

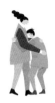

05
[왜 걸리나요?]
강박증은 '애착장애' 때문이다

착! 달라붙는다는 말이 있다. 어감에서도 알 수 있듯 착! 이라는 단어와 달라붙는다는 말이 결합 되면 왠지 쉽게 떼 낼 수 없는, 강력하게 엉켜있는 상태라는 느낌이 든다. 자신이 원하는 사람에게 착! 달라붙어 있는 것은 아주 중요하다. 안전을 보장받기 때문이다. 그런데 만일, 자신이 원하는 대로 착! 달라붙어 있지 못했다면 어땠을까? 벽 거울이 단단하게 접착되지 않아 언제 떨어질지 모르는 상태라면 불안할 수밖에 없을 거다. 폭풍우 치는 날, 항구에 정박한 배가 단단히 묶여 있지 않고 파도에 휩쓸려 다닌다면 처참하게 부서질지도 모른다. 사람의 경우는 어떨까? 코흘리개 아이가 시장에서 엄마 손을 놓쳐 버렸다면, 어떻게 될까? 어딘가에 꼭 달라붙어 있어야 할 때, 그러지 못하게 된다면 이처럼 불안하고 위험한 순간을 경험하게 될 것이다.

심각한 청결 강박증으로 내원한 30대 초반 A씨의 이야기다. 외출하고 집으로 돌아오면 이분은 바빠진다. 손과 옷 그리고 온몸에 묻은 불순물을 모두 제거하기 위해 부산해진다. 신발에 묻은 흙도 그냥 지나칠 수 없다. 한참을 털고 한 치의 찝찝함도 남아 있지 않게 털어내야 안심이 된다고 했다. 먼지일 수도 있고, 바이러스일 수도 있다. 뭔가가 자신에게 달라붙는 것을 조금도 허용할 수 없었다. 그래서 수없이 같은 행동을 반복하고 있다고 했다. 지켜보는 가족들 또한 여간 곤혹스러운 일이 아니었다. A씨는 사회생활은 엄두도 못 내었고 특별히 하는 일 없이 보낸 시간이 벌써 10년을 넘기고 있었다. 병원에 다니며 약물치료도 했고, 심리상담도 받았지만, 근본적인 변화가 없어 실망이 컸다고 했다. 그러던 중 우연히 지인의 권유로 나를 찾아오게 된 것이다.

상담이 시작되었다. 미혼이었지만 적은 나이는 아니었는데 나이에 맞지 않는 특이한 습관이 있음을 알았다. 아직도 엄마에게 스킨십을 느끼려는 장난을 시도한다고 했다. 그런 자신을 엄마는 불편해하며 뒷걸음친다고 했고 자신도 왜 그러는지 이해할 수 없다고 했다. 이분은 애착하는 것에 장애가 있다. 애착하는 것에 있어 심각한 결핍이 있다. 애착하고 싶었다. 무언가에 착! 달라붙어 있고 싶었다. 하지만 살아오면서 단 한 번도 달라붙어 있지 못했다. 그런 채로 어른이 되었고, 결핍은 여전히 해소되지 못했다. 애착 욕구를 포기하지 못한 채 어설픈 스킨십(애착노력)을 집요하게 시도하고 있었다. 엄마에게 애착의 신호를 계속해서 보내고 있었던 것이다.

애착의 상처는 사라지지 않는다. 시간이 흐른다고 저절로 해결되지도 않는다. 사랑이 고팠던 거다. 엄마의 손길.. 누군가의 따뜻한 관심이 절실했던 거다. 그런데 그것이 채워지지 않은 채, 텅 빈 가슴으로 사람들을 만나자니, 사회 속에 뛰어들자니, 정박하지 못하고 파도 위를 떠다니는 배처럼 어지럽고 두려울 수밖에 없었던 거다. 어른이 되었기에 "나 좀 사랑해 줘, 나 좀 안아줘."라는 말을 하기가 어려웠을 거다. 그렇다고 포기할 수도 없었을 거다. 자신의 무의식은 자신의 목적(사랑받아야 해!)을 달성하기 위한 최상의 방법을 가르쳐 준 듯하다. 비록 당당하게 자신의 감정을 표현해서 얻고 있지는 않지만, 자신이 간절히 원했던 것들을 다른 방법으로 모두 얻고 있었다. 그것이 비록 '강박증'이라는 얄궂은 증상으로 표현되고 있음을 인식하지 못한 채 말이다.

강박증이 있는 자신을, 부모님은 관심 가져 주었다. 위로해 주고 지원해 주었다. 그리고 돈을 벌지 않아도, 사회 속으로 뛰어들지 않아도 되었다. 아무 일도 책임지지 않아도 되었다. 이 모든 것을 강박증이 가능하게 해 주었다. 이토록 자신을 위해 열심히 일하고 있는 고마운 '강박증'을 스스로 물리쳐 낼 수 있을까? 그러면서도 강박증에 대한 변함없는 불만들만 늘어놓고 지내왔다. "강박증에서 벗어나고 싶습니다. 강박증 때문에 아무것도 할 수 없습니다. 강박증만 없다면.. 강박증만 아니라면....."

어머님께 어린 시절 애착 좌절의 사연을 들을 수 있었다. 생각한 것보다 훨씬 더 깊은 상처였다. 어머님은 말씀을 잊지 못하고 눈물을 훔치셨다. 조심스럽게 말씀드렸다 '어머님, 아드님은 강박증으로 저를 찾아 왔지만, 아닙니다. 지금부터는 진단명을 바꾸도록 하겠습니다, 아드님은 강박증이 아니라 애착장애! 입니다. 건강한 애착에 대한 결핍 때문에 엉뚱한 곳에 정신이 팔려있습니다. 강박증에 중독되어 강박증과 부적절한 사랑에 빠져 있습니다. 어머님의 따뜻한 손길과 사랑을 기대했지만 채워지지 않았기에 강박증에 집착함으로써 어머님의 애착을 획득할 수 있게 된 겁니다. 그러니 지금부터 아드님은 강박증이 아닌 애착장애! 내담자로 수정하도록 하겠습니다. 그렇게 해도 되겠습니까?

"..... 네.........."

어머님은 나지막이 말씀하시고 또다시 눈물을 훔치고 계셨다. 이제 치료의 방향을 제대로 잡은 듯했다. 이렇게 규정하지 못하면 강박증의 해결은 영원히 불가능할지도 모른다. 진짜는 찾지도 못하고 가짜만 만지작거리다 허송세월할지 모른다. 단순히 강박 증상을 없애기 위해 시도되는 이런저런 노력들(약물치료, 인지행동치료, 지지상담, 명상, 최면 등)이 근본적인 한계를 가질 수밖에 없는 이유다.

A씨는 자신이 그렇게도 원했지만, 엄마로부터 채워지지 않았기에 애착에 힘들어한다. 무언가에 착! 달라붙어 안정감을 느낀 기억이 없어서다. 엄마의 스킨십 거부는 아들인 A씨의 강박 증상(청결 강박)으로 대를 이어 전해지고 있었다.

A씨는 어딘가에 달라붙어 본 경험이 없기에, 무언가가 자신에게 달라붙는 것을 병적으로 힘들어한다. 그래서 오늘도 여전히 자신의 몸에 묻은 먼지 하나조차도 허락할 수 없어 샅샅이 찾아내어 완벽하게 털어내려 한다. 강박증이 아니라 애착에 대한 결핍이 가져온 '애착 알레르기' 라고 할 수 있다.

혹시 강박증인가?
그렇다면 아마도 당신 또한 '애착장애' 일 가능성이 높다.

강박증을 해결하고 싶은가?

그렇다면, 강박증과의 부적절한 애착을 포기하고 애착 좌절의 핵심원인을 찾아야 한다. 그리고 거기서 건강한 애착의 대상을 다시 발견하고 애착의 대상을 옮겨 놓아야 한다.

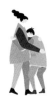

06
[왜 걸리나요?]
강박증은 '중독장애' 때문이다

아침에 출근하면 제일 먼저 하는 일이 있다. 언제부턴가 내 몸이 저절로 기억하고 있는 일이 있다. 커피포트에 물을 올리는 일이다. 10초 정도가 지나면 물 끓는 소리가 감지된다. 조금 있으면 향긋한 커피를 마실 수 있음을 예고하는 신호다. 이윽고 하얀 스팀을 내뿜으며 끓기 시작한다. 커피 한잔으로 여유로운 아침을 맞게 된다. 점심때도 저녁때도 어김없이 반복된다. 커피를 덜어낸 일상의 허전함은 상상하고 싶지 않을 만큼 치명적일 것 같다.

살아가면서 우리는 다양한 것에 익숙해진다. 익숙해졌다는 건 습관이 되었다는 말이다. 변함없는 출퇴근길을 상상해 보자. 운전할 때마다 매번 이정표를 확인하고 방향을 결정해야 한다면 어떨까? 적잖이 신경 쓸 일이 많아질 거다. 그렇기에 우리의 몸과 마음은 저절로 우리를 인도한다. 하나의 행위가 자주 반복되었기 때문에 번거롭게 묻지 않고 자동으로 실행되는 것이다. 하지만 이런 습관은 새로운 선택을 방해하는 장애가 되기도 한다. 하나의 방법만을 악착같이 고집하기 때문이다. 늘 같은 경로로 습관적으로 운전한다면 안전한 귀가는 보장되겠지만 새로운 길을 발견할 기회는 완전히 차단되어 버리니까 말이다. 우리 주변을 둘러보면 자신의 삶을 피폐하게 만드는 지독한 습관에 빠진 사람들을 만날 수 있다.

어떠한 물질이나 행동(행위)에 심리적 혹은 신체적으로 의존이 되어 스스로 물질이나 행동의 조절이 어려워진 상태.

우리는 이런 상황을 '중독'이라고 한다. 중독이라는 단어에는 이미 정상의 범위를 넘어서 버렸다는 의미가 포함되어 있다. 자신의 의지로써 자신이 원할 때 그만두지 못하는 무기력한 상황을 말한다. 누군가를 사랑할 때에도, 재미있는 일에 몰입할 때에도 중독되었다는 말을 사용하지만 여기서는 열외로 하겠다. 여기서 중독은 그 결과가 긍정적이지 않은 경우만을 전제하도록 하자. 중독이 두려운 이유는 벗어나는 과정에서 금단증상을 극복해야 하기 때문이다. '금단'이란 일정 기간 특정 약물을 지속적으로 섭취하던 사람이 갑자기 중단할 경우에 발생하는 일련의 증상들을 말한다. 몇 가지 상황을 떠올려보면 쉽게 짐작할 수 있다.

니코틴(담배) 중독에 빠진 사람은 니코틴(담배)을 끊으면 니코틴 금단증상이 찾아온다. 식은땀이 나거나 손이 떨리고 불안해진다.

도박중독에 빠진 사람은 도박을 끊으면 도박 금단증상이 찾아온다. 정신이 멍하고 모든 게 허무하고 무기력하게 느껴진다.

알코올중독에 빠진 사람은 알코올을 끊으면 알코올 금단증상이 찾아온다. 일시적인 환각을 보이고 심각한 경우에는 의식을 잃고 발작을 일으키기도 한다.

중독 환자들에게 금단은 경험하고 싶지 않은 두려움의 순간이다. 그렇기 때문에 직면하지 않으려 한다. 회피를 선택하게 된다. 금단증상에서 회피하는 가장 손쉬운 방법! 그것은 바로 금단증상을 느끼게 하는 그 물질이나 행위를 보충하고 실행해 버리는 것이다. 담배를 피워서 니코틴을 보충하고 어떻게든 도박판에 다시 뛰어들어 희박한 가능성에 자신을 내던지게 된다. 그리고 술을 마신다. 왜냐면 그러고 나면 잠시 동안은 불편한 문제가 사라진 것처럼 느끼기 때문이다. 여기에서 이런 공식이 성립되는 것을 확인할 수 있다.

중독의 종류	금단현상
니코틴 도박 알코올	식은땀이 나고 손이 떨리고 불안 정신이 멍하고 모든 것이 무기력 일시적인 환각, 의식을 잃고 발작

그렇다면, 원하지 않는 생각과 행동으로 고통받는 강박증 내담자의 경우에는 어떤 공식이 성립될까?

중독의 종류	금단증상
강박행동	불안(불편, 불쾌)

강박행동은 원하지 않는 생각(강박사고)을 중화하기 위해 반복적으로 하는 행동을 말한다. 강박행동을 하는 이유는 단 하나다. 강박행동을 하지 않으면 불완전함을 느끼기 때문이다. 하지만 한두 번의 강박행동으로 강박사고가 영원히 없어지는 건 아니다. 그래서 또 하고 또 하고 또 하게 되는 것이다. 효과가 오래 지속되지는 않지만, 강박행동을 하고 난 짧은 순간에 미묘한 쾌감을 느끼게 된다. 불편함이 일시적으로 사라지는 경험을 하게 된다. 강박증 내담자가 감당하기 힘든 금단증상을 해결했기 때문이다.

그 금단증상은 바로 '불안(불편, 불쾌)'이다.

원하지 않는 생각, 강박사고!
그것을 어떻게든 자신이 원하는 대로 통제해 보려는 마음.
하지만 백전백패.
감당할 수 없는 불안, 불편, 불쾌

그것에서 회피하고 싶은 욕구.

무언가를 계속적으로 반복하게 돼.. 강박행동

일시적인 편안함, 불안(불편, 불쾌)의 해결

하지만 또 다시 반복..

니코틴 중독인 사람이 다시 담배를 피우는 것,

도박중독인 사람이 도박을 다시 하는 것,

알코올 중독인 사람이 술을 끊지 못하는 것

그것과 강박행동의 프로세스는 동일하다.

강박증은 중독장애다.

중독은 의지로 해결할 수 있는 문제가 아니다. 만일 '불굴의 의지'를 강박증 치료에 강요한다면 결과는 뻔하다. 백전백패할 것이 분명하다. 만만치 않은 일이다. 그러므로 중독에서 벗어나려고 할 때는 비장한 각오가 있어야 한다.

힘이 들 때 누군가는 담배를 피우고, 누군가는 술을 마신다. 힘이 들 때 가까이 있어 주는 것은 친구다. 누군가에게 담배와 술은 제거의 대상이 아니라 친구가 된다. 담배와 술이 있어 덜 외롭고 덜 힘들다. 함께 있으면 편안해지기에 함께 있으려 한다. 친구란 그런 거다.

외로울 때, 지칠 때 누군가가 담배를 찾듯, 술을 찾듯 당신은 강박증을 찾는다. 강박증은 당신이 힘들어지면 아주 가까이 찾아온다. 당신은 강박증을 원망하고 있지만, 당신에게 강박증은 친구다. 모든 원망과 하소연을 다 들어주고 다 받아주는 아주 믿음직한 친구, 그러니 당신에게서 강박증을 억지로 덜어내려 하면 안 된다. 강박증은 당신의 적이 아니라, 당신이 마지막으로 기대고 있는 중독의 대상일 뿐이다.

중독은, 중독되어있는 그 무엇을 '하는가, 하지 않는가'의 문제가 아니다. 중독은, 중독되어있는 그 무엇을 덜어 낸 자리에 다른 무엇을 채울 것인가의 문제다. 니코틴 중독에서 벗어났지만 알코올 중독에 빠진다면, 알코올 중독에서 벗어났지만 게임중독에 빠진다면, 게임중독에서 벗어났지만... 쇼핑중독에 빠지고 성형중독에 빠지고 일중독에 빠지고 관계중독에 빠질 거라면, 그래서 다시 중독의 늪에서 허우적대고 세상을 비관하며 살 거라면 중독의 대상을 바꾸는 것이 무슨 의미가 있겠는가? 당신을 살게 하는 건강한 중독! 그것을 인정하고 찾아가는 것이 중독에서 벗어날 수 있는 핵심이 된다. 강박증은 지금 현재, 당신이 가장 믿음직하게 기댈 수 있는 가장 친한 친구일 뿐이다. 그 친구가 떠나면 당신은 더 힘들어질 수밖에 없다. 강박증에 덤터기 씌우고 있는 당신 인생의 모든 좌절과 무기력과 막막함. 강박증은 그것으로부터 당신을 지켜주고 있다. 강박증은 당신이 힘겨워하는 그 감정들에 빠져들지 못하게 막아주고 있다. 이것을 인정할 수 있을 때 당신은 강박증과 굿바이~ 할 수 있다는 것을 꼭 알게 되었으면 좋겠다.

강박증을 사랑하라
강박증이 있는 자신을 사랑하라
강박증이 있을 수밖에 없는 자신을 이해해 주어라
비난을 멈추고 내면의 소리에 귀 기울여보아라
지금 있는 그대로의 자신을 받아들여 주어라

당신이 하지 않고 있을 뿐,
당신이 할 수 없는 일은 아니니까 말이다.

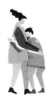

07

[왜 걸리나요?]
강박증은 '알레르기' 때문이다

　　나는 어릴 때 알레르기가 있었다. 달걀노른자를 먹고 나면 어김없이 반응이 왔다. 피부 여기저기가 발갛게 달아오르고 몹시 가려워지기 시작했다. 금세 밤알 크기의 두드러기가 올라와 있었다. 그날 이후로 알레르기약은 상비약이 되었다. 어디를 가든 항상 준비하고 다녔다. 그래도 그 약을 믿고 모든 음식을 마음 놓고 먹었던 것은 아니다. 해결책이 생겼다고 해도 달걀노른자에 대한 알레르기는 여전히 심했다. 근본적인 두려움이 사라진 건 아니었기 때문이다. 우리는 살다 보면 특정한 사람이나 상황에서 불편함을 느끼게 된다. 그 불편함은 생각이나 행동으로 이어진다. 그래서 그곳을 피하고 싶다는 생각과 결국 피하게 되는 행동으로까지 표현된다. 알레르기는 '피하라'는 신호이고 '감당할 자신이 없다'라는 마음의 표현이다. 또한 '몸과 마음이 내려놓지 못하는 불편한 기억'이기도 하다.

30대 주부인 B씨는 오염물질에 대한 강박증이 있어 상담센터를 찾아 왔다. 결혼 전에도 문의 잠금 상태를 확인하는 증상이 있었지만, 결혼 이후에 청결 강박 증상이 추가되고 심해졌다고 했다. 외출하고 돌아오면 밖에서 입었던 옷과 양말을 바로 벗고 씻는다고 했다. 그리고 벗어 놓은 옷이 닿은 바닥은 물론이고 방안 전체를 깨끗이 걸레질도 해야 했다. 그래도 안심이 되지 않는 곳은 실내화를 신고 다닐 정도였다.

상담자 : 청결 강박증이 심하신 것 같습니다. 혹시 남편분도 청결에 대해서 예민하신가요?

내담자 : 아니에요, 그 사람은 저하고는 전혀 다릅니다. 그냥 털털하고 수더분한 사람이에요. 지저분한 것은 아니지만 그렇다고 유별나게 깔끔 떨지도 않습니다.

상담자 :네, 그렇군요. 그러면 내담자께서 많이 힘드실 것 같은데요?

내담자 : 네.. 스트레스가 많고 짜증이 납니다. 저는 설거지 할 때 옷에 물이 튀기만 해도 바로 갈아입고 샤워까지 하는데.. 남편은 이런 저를 조금도 이해 해주지 못합니다. 그래서 너무 힘이 들구요..

상담자 : 네. 많이 힘드실 것 같은데요.. 혹시 강박증 말고는 남편에 대한 다른 불만은 없으신가요?

내담자 : 강박증 말고는..... 음.. 아니에요, 있어요.. 강박증 말고도 몇 가지 안 맞는 부분이 있습니다

상담자 : 그것에 대해서 말씀해 주실 수 있을까요?

내담자 : 네.. 저희는 결혼한 지 2년이 넘었습니다. 그런데 아직 아기가 없어요.. 병원을 다니면서 노력은 하고 있지만.. 남편은 그렇게 적극적이지 않아 보입니다. 부부관계도 소원하구요.. 그리고 성격도 맞지 않는 것 같아요. 그래서 그런지 둘 사이에 대화가 사라진지도 꽤 된 것 같습니다..

상담자 : 네.. 그러시군요.. 말씀을 듣고 보니까 그런 생각이 듭니다. 강박증 때문이 아니더라도 내담자분의 결혼생활은 그다지 재미있어 보이지 않는 것 같은데요.. 힘들고 지쳐보입니다. 혹시.. 남편과 헤어지고 싶은 마음이 있지는 않으신가요?

내담자 : 네?.... 그건...

B씨는 즉답을 못했다. 하지만 그 침묵이 무엇을 말하는지는 알 수 있었다. 아기를 낳기 전에 이혼하고 싶은 마음이 있었고 오히려 혼자 사는 것이 편할지도 모른다고 생각하는 것 같았다. 이미 결혼은 했지만 그것으로부터 멀어지고 싶은 마음, 이혼하고 싶은 마음이 있었던 거였다. 내담자인 B씨는 알레르기가 있다. B씨의 알레르기는 바로 '결혼생활'이다. 기대한 것과는 다른, 만족스럽지 못한 결혼생

활을 정리하고 싶은 마음이 '강박증'이라는 증상에 달라붙어 버렸다. 살림이 제대로 안 되고 부부 사이에 불화가 잦아지는 것은 당연한 일이었다. 결국, 이혼이라는 선택까지 염두에 두게 되었지만 정작 자신은 강박증 때문에 결혼생활이 더 힘들어졌다고만 생각하고 있었다. B씨에게 물었다.

상담자 : 남편분의 어떤 부분이 마음에 들지 않으신가요?

내담자 : 저희는 맞벌이를 하고 있습니다. 저도 일을 마치고 오면 8시가 넘어요. 근데 남편은 저보다 귀가를 빨리해도 살림을 돕지 않습니다. 제가 밥도 챙겨주고 청소도 해주길 기다리고 있어요. 그런 남편을 보면 너무 화가 나 저 역시 아무 일도 하고 싶지 않아집니다. 그리고 지난달부터 남편 회사가 바빠져 야근을 하는 날이 많아졌습니다. 어쩔 땐 하루에 얼굴 볼 수 있는 시간이 10분도 안 될 때가 있어요. 그럴 때면 내가 이 사람하고 왜 사나? 하는 생각도 하게 되고 공허한 마음도 들더라고요. 그리고 이렇게 나를 혼자 방치하는 그 사람이 더 밉고 싫다는 생각도 들었습니다.

상담자 : 네, 그러셨군요. 그럴 수 있었겠습니다. 선생님의 말씀을 들으니 또 하나의 알레르기가 있는 것 같습니다. '외로움'.. 혼자 있는 것에 대한 알레르기가 있는 것 같은데, 어떠세요?

내담자 : 네.. 맞습니다. 저는 누군가가 옆에 있어야 합니다. 왠

지 혼자 있으면 불안하고 불편합니다. 하지만 제가 먼저 표현하지는 않아요. 상대방이 먼저 알아주고 챙겨주길 바라는 마음이 큽니다. 그래서.. 남편의 무관심이 더 못마땅했고 화가 났던 것 같습니다.

상담자 : 네.. 알겠습니다.. 그렇다면 선생님은 언제부터 혼자인 게 불안하고 싫었을까요?

내담자 : 음.. 그게...

B씨는 깊은 생각에 잠기는 듯했다. 잠시 말을 잇지 못하더니 이윽고 눈물이 베어져 나왔다. 무언가 생각하고 싶지 않았던 아픈 기억이 건드려진 것 같았다. 이제 그 상처에 조심스럽게 다가가 말을 걸어보아야 한다. 그러면 알 수 있게 된다. 이분이 어떻게 해서 '외로움'에 대해 알레르기를 가지게 되었고, 남편에게 기대했던 무의식적인 바람이 어떤 건지를 이해할 수 있게 되는 것이다. 우리 마음속에는 우리가 알지 못하는 존재가 있다. 우리 마음속 아주 구석진 곳에서, 누군가의 손길을 애타게 기다리고 있는 아이가 있다. 관심받고 싶었지만, 보호받고 싶었지만, 사랑받고 싶었지만.. 그러지 못해 상처받은 한 아이가 있다. 심리학에서는 그 아이를 '상처받은 내면아이'라고 한다. 강박증 상담에 있어서 이 아이의 존재를 찾고 만나는 과정은 중요하다. 이 아이의 상처를 보듬고 위로해 주지 않으면 치

유는 쉽지 않기 때문이다. 지금의 문제를 해결하고 자신이 원하는 방향으로 성장하기 위해서 이 아이의 도움은 절실한데, 이 과정은 EFT(감정자유기법)와 '호오포노포노'의 기법을 활용하면 효과적이다. 그럼 어떻게 이 아이의 마음을 풀어 줄 수 있을까? B씨의 내면아이를 만나보았다.

상담자 : 선생님, 어릴 때 혼자여서 너무 외롭고 힘들었던 때가 있을 겁니다. 그렇죠? 제가 하나, 둘, 셋 하면 그 순간이 기억이 날 겁니다. 준비되셨나요?

내담자 : 네...

상담자 : 좋습니다. 이제 그 순간으로 들어가 보도록 하겠습니다. 하나, 둘, 셋! 자, 그때가 언젠가요?

내담자 : 네.. 제가 5~6살 때쯤인 것 같아요

상담자 : 주변을 한번 둘러보세요. 어딘가요?

내담자 : 집이에요.. 그런데 아무도 없어요.. 깜깜하고 어두워요..

상담자 : 표정은 어떤지 유심히 살펴봐 주세요.

내담자 : 무서워서 울고 있어요. 고개도 푹 숙이고 있고요..

상담자 : 네 알겠습니다.. 선생님.. 혹시 이모님 계세요?

내담자 : 네.. 계십니다..

상담자 : 이모님이 선생님을 이뻐해 주셨나요?

내담자 : 네. 이모가 딸이 없어 저를 친딸처럼 이뻐해 주셨어요. 엄마가 들어주지 않는 부탁도 이모는 다 해주셨어요. 방학 때 이모 집에 놀러 가서 1주일 동안 놀다 오기도 했었어요..

상담자 : 네, 그러셨군요.. 좋습니다. 그럼 이제 선생님께서 5~6살인 그 아이, 깜깜한 집에 혼자 남겨져 외로워하는 그 아이의 이모가 되어 줄 수 있을까요? 이모의 마음으로 그 아이를 걱정하고 위로해 줄 수 있을까요?

내담자 : 네.. 그렇게 해볼게요.

상담자 : 그 아이에게 물어봐 주세요. 어두운 방에 혼자 있는 기분이 어떤지요.. 제가 하는 말을 따라서 물어봐 주세요.. '아이야.. 지금 기분이 어때...?'

내담자 : '아이야.. 지금 기분이 어때...?' 너무 외롭고 무섭다고 해요. 엄마 아빠는 일찍 온다고 했는데 연락도 없다고 하네요.. 그래서 걱정되고 슬프기도 하답니다...

상담자 : 네.. 잘하셨습니다. 아이가 이모를 믿고 잘 따르는 것 같네요.. 자, 제가 하는 말을 따라서 해주시기 바랍니다.(아이의 마음을 담아) 나는 외롭다 / 집에 아무도 없다 / 엄마 아빠는 어디 있는지 모르겠고 / 어둡고 깜깜한데 나 혼자다 / 무섭고 불안하다 / 하지만 나는 착하고 씩씩하고 건강한 아이입니다.

그렇게 B씨 마음속에 있는 내면아이를 만나고 그 아이의 상처를 듣고 치료하는 시간을 이어갔다. 아이는 기다리고 있었다. 누군가가 그런 자신을 찾아와 줄 거라고 믿고 있었다. 그 믿음을 채워주어야 하고 그 주체가 바로 지금의 자신이어야 한다. 그 아이의 새로운 양육자, 그 어떤 상황에서도 그 아이의 편을 들어주고 무조건적으로 수용해 줄 수 있는 존재가 되어 주어야 한다. 그러면 그 아이는 처음엔 눈치를 보다, 어느 순간부터 장난기 많은 아이의 모습으로 돌아감을 확인할 수 있다.

B씨의 외로움 알레르기는 그때부터 시작되었던 것 같다. 그래서 혼자 있는 것에 대해 힘들어했고 누군가가 곁에 있어줘야 했는데 남편은 그러질 못했다. 그래서 헤어지는 것까지 생각했던 거다. 혼자 있게 되면 어릴 때 느꼈던 무서웠던 순간을 다시 떠올려야 했던 것이다. B씨가 진심으로 원했던 것은 이혼이 아니라 '혼자 있지 않는 것, 즉 함께 있는 것'이 아니었을까? 이제 B씨는 이런 자신의 상처를 이해하게 되었고 진심으로 그 아이를 위로해 줄 수 있게 되었다.

상담자 : 선생님, 지금은 그 아이의 표정이 어떤가요?
내담자 : 네, 지금은 웃고 있어요.. 혼자서 놀고 있으면 엄마 아빠는 곧 오실 거라고 하네요.. 기분이 좋아진 것 같아요.. 그러니 제 마

음도 덩달아 좋아요..

　B씨의 상처받은 내면아이 치료를 끝냈다. 필요하면 언제든 그 아이를 만날 수 있고 그 아이의 상처를 위로하고 힘이 돼 줄 수 있다. 이것이 가능한 것은 그 아이가 절대적으로 믿는 사람이 생겼기 때문이다. 바로 지금의 자신이다. 우리는 자라면서 조건적인 사랑을 받게 된다. 부모로부터, 사회로부터, 잘해야만, 예쁜 짓을 해야만 인정받고 관심받고 사랑받게 된다. 그렇기 때문에 잘하지 못하면, 실수하면 불편해 지는 것이다. 사랑을 받을 수 없게 될까봐 불안해하는 것이다. 하지만 우리는 무조건적인 사랑을 회복해야 한다. 충분히 채워지지 않았던 유년기, 너무 일찍 조건적인 사랑에 익숙해져 버렸다. 그런 채로 청소년기를 거치고 성인이 되었기에 자신을 사랑하는 방법도 조건적이 되어 버렸다. 잘해야만, 실수하지 않아야만 예뻐하고 사랑받을 자격이 있다고 생각한다. 마치 예전에 부모님이 자신에게 했던 것처럼 말이다. 스스로를 사랑하는 방법을 모르기에 누군가에게 자꾸 자신을 봐달라고 관심 가져 달라고 몸부림 치고 있는 것이다.

　강박증은 '알레르기' 이다.

　강박증이 있기 때문에 그 사람(상황)에게 다가가지 못하는 것이 아니다. 그 사람(상황)을 다시 경험하고 싶지 않기에 어떻게든 그것으로부터 멀리 도망치려는 강력한 몸부림이 강박증으로 나타나고 있을 뿐이다. 당신은 무엇으로부터 그렇게 멀어지고 싶은 건가?

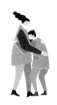

08
[왜 걸리나요?]
강박증은 '욕구불만' 때문이다

*A군*은 확인 강박증이 있다. 자신만의 절차와 의식이 있고 그 규칙을 지키려고 애쓴다. 증상은 이러하다. 일을 보고 자리를 뜰 때 앉은 자리 주위를 살핀다. 무언가 빠뜨린 것이 없는지 살피고 또 살핀다. 한곳을 오랫동안 쳐다보기도 하고 가방을 들었다 놨다, 의자를 넣었다 뺐다 하면서 무언가를 자꾸 챙기려고 한다. 그리고 길을 걷다가도 자꾸 챙기게 된다. 지나온 길에 무엇을 떨어뜨리지는 않았나 하고 자꾸 뒤돌아보게 된다. 시선이 닿는 가게를 지날 때 혹시나 그곳에서 해야 할 일이 있는데 빠뜨리지는 않았는지, 모든 곳에 시선을 맞추고 확인하고 또 확인해야 한다고 했다. 강박증은 증상을 통해 표현하고자 하는 메시지가 존재한다. 그것은 그 사람의 성격일수도 있고, 의식의 영역에서 억압하고 있는, 무의식적인 욕구일수도 있다.

짐작이 가는 부분이 있어, A군에게 물었다.

'혹시 이런 패턴으로 강박행동을 반복하고 있는 자신에 대해서 어떻게 생각해?'

'세심하다고 생각합니다.'

'세심하면 좋은 점이 뭐가 있을까?'

'피해를 당하지 않아도 돼요.'

'어떤 피해를 말하는 거지?'

'저 자신을 비난하게 되는 피해예요.. 그러면 제가 너무 한심하게 느껴지고 힘들어지니까요..'

그랬다. A군은 비난 받는 것에 대한 두려움이 컸다. 그래서 비난을 피하고 싶었던 마음이 컸었던 거다.

무언가를 회피하고 싶은 마음이 크다는 것은 그것의 반대급부를 바라는 마음 또한 그만큼 크다는 것을 의미한다. 비난의 반대급부가 무엇일까? 칭찬이다. 비난을 피하고 싶은 마음은 누구나 다 가지고 있다. 하지만 반대급부에 칭찬 받고 싶은 마음이 있지 않다면 그저 비난을 피하는 것만으로 만족하며 지낼 수 있다. 그런데 A군은 두 마음을 함께 가지고 있었다. 그 사이에 끼어서 이러지도 못하고 저러지도 못하는 이중구속의 상태에 꼼짝없이 갇혀있게 된 것이다. 궁금해졌다. 분명, A군에게는 칭찬에 대한 결핍이 있었을 테고, 그 대상이 누구인지, 그리고 어느 정도였는지 알고 싶었다. 다시 대화를 이어갔다.

'칭찬 받는 것과 자신의 증상이 어떤 관계가 있을까?'
'.....'

A군은 한참을 생각했지만 쉽게 대답하지 못했다. 그러다 갑자기..

'아!! 제가 제 물건들을 정리 잘하고 잘 챙기면 엄마가 칭찬을 많이 해주셨어요.. 그리고 그럴 때마다 비싸고 좋은 선물들을 사주기도 하셨고요.. 그래서 기분이 좋았던 기억이 있어요..'
'음, 그렇구나.. 그러면 너는 무언가 빠뜨리지 않고 잘 챙기면 칭찬받는다는 공식이 무의식에 새겨져 있겠네.. 반대로 잘 못 챙기면 비난받을지 모른다고 생각할 수도 있었겠다..'

A군은 칭찬받고 싶은 마음이 컸다. 나이는 들고 성인이 되었지만 칭찬받고 싶은 욕구는 끊임없이 샘솟고 있었다. 그런데 시간이 갈수록 칭찬받는 일이 힘들었고 원하는 만큼 보상이 따르지 않으면 쉽게 만족할 수도 없게 되었다. 채워지지 않는 빈자리는 커졌고 결핍의 공허감은 더 짙어져 갔다.

A군에게 다시 물었다.

'누구의 칭찬을 아직도 기다리고 기대하고 있는 것 같아?'

'.... 아빠... 아빠의 칭찬을 바라고 있는 것 같아요..'

'음.. 그렇구나.. 아빠의 칭찬에 목말라 있구나.. 아빠를 떠올리면 어떻게 느껴져?'

'아빠가.. 저를 대놓고 무시하는 건 아니지만.. 그렇다고 인정하고 응원해 준적도 없는 것 같아요.. 그래서 그런지.. 무언가 실수하고 잘못되면,.. 아빠가 저를 무시할 것 같은 불안감이 있는 것 같아요..'

A군에게는 칭찬받고 싶은 욕구가 있었다. A군의 아빠는 명문대학교 출신이었고 전문직에 종사하면서 존경받는 위치에 있는 분이었다. 그런 아빠를 동경하게 되었지만 아빠의 존재는 너무 컸고 아빠처럼 훌륭한 사람이 되지 못할 것 같은 생각이 들면, 자신이 한없이 부족하고 초라하게 느껴진다고 했다. 하지만 A군은 칭찬받는 것에 대한 욕구를 포기할 수 없었다. 그러다 자신도 모르게 엉뚱한 곳에서 칭찬의 욕구를 채우게 되었다. 칭찬을 받기 위한 감쪽같은 프로세스가 작동하기 시작한 것이다. 칭찬을 받기 위해서는 먼저, 문제를 발견해야 했다. 물건들이 제대로 있는지, 혹시나 자신이 빠뜨리는 물건이 없는지를 자꾸만 반복해서 확인하고 의심해야 했다. 그런

다음, 하나도 빠뜨리지 않고 잘 챙겼다는 안도감이 들 때까지 확인하는 행동을 반복해야만 했다. 스스로 문제를 설정해놓고 문제없이 깔끔하게 처리했다는 사실로 자신에게 무의식적인 칭찬을 계속 해주고 있었던 것이다. 왜냐하면 그렇게라도 칭찬을 받고 싶은 욕구가 컸기 때문이다.

A군은 자신의 강박 증상에 이런 숨겨진 의도가 있음을 이해할 수 있게 되었다. 그리고 해결의 방향에 대해서도 자신 있게 말할 수 있게 되었다. A군이 알게 된 강박증 해결의 실마리는 무엇이었을까? 그렇다. A군의 강박증은, 간절히 원하고 있던 칭찬받고 싶은 욕구를 우회적으로 채워주는 유용한 도구가 되어주었다. 그러므로 강박증이 없어지게 되면, 부적절하게 채워지고 있던 칭찬의 자리에도 빈 공간이 나타나게 된다. 해답은 거기에 있다. 그곳을 어떻게 채울 것이냐의 문제다. 누군가로부터 받아서 채울 거냐? 아니면 스스로가 채울 거냐? A군은 이제 용기를 내어 새롭게 시작하는 것을 선택했다. 칭찬받고 싶은 마음을 포기하겠다고 했다, 비난받을지도 모르는 현실 속에 자신을 데리고 나오겠다고 했다. 인생의 주도권을 갖고 자신이 주인공인 자기만의 스토리를 만들어 가고 싶다고 말했다. 칭찬받고 싶은 사람이 아니라, 스스로를 칭찬 해 줄 수 있는 사람이 되는 것을 목표로 용기를 내보겠다고 했다.

인간의 욕구는 모든 생각과 감정과 행동을 유발하는 추동의 근본이다. 칭찬받고 싶다는 강력한 욕구를 채우고 그 결핍의 문제를 해결하기 위해 무의식은 강박증이라는 이름으로 최선을 다해 일해 왔던 것이다. 그것을 알아차리지 못하고 무조건 강박증을 질병으로 간주하고 그것만을 덜어내려는 무모한 노력을 이어간다면 문제의 해결은 불가능 할지도 모른다. A군은 조심스럽게 이제 어른이 되겠다는 약속을 스스로에게 했다. 물론 흔들리고 방황하게 되는 순간들을 다시 경험하게 될 거다. 하지만 문제의 핵심을 가슴으로 이해하고 있다면, 다시 넘어지지 않고 자신이 원하는 인생의 길로 꾸준히 나아갈 수 있을 거라고 확신한다.

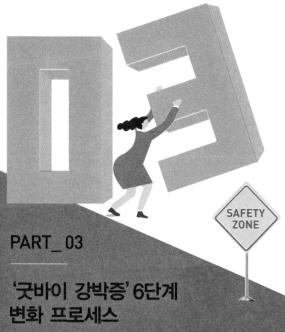

SAFETY
ZONE

PART_ 03

'굿바이 강박증' 6단계
변화 프로세스

앞에서 강박증의 원인과 기존 치료의 한계에 대해서
알아보았다. 이제 어떻게 하면 강박증에서 벗어 날수
있는지 구체적인 방법을 찾아보도록 하자. 우선 한 방
에 해결할 수 있는 방법은 존재하지 않음을 인정해야
한다. 외부의 힘이 아니라 자신의 행동과 노력으로 변
화할 수 있는 작업이다. 다음의 과정들을 이해하고 적
용해 나가다 보면 반드시 치유의 순간을 만나게 될 것
이다. 용기 내서 시작해 보길 바란다.

도구는 필요가 없으면
쓰이지 않는다. 필요가 사라지면
강박증도 사라진다.

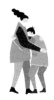

01
[왜 걸리나요?]
강박증은 '욕구불만' 때문이다

강박사고는 일반인들도 흔히 하는 생각이다

생각은 성공의 원동력이 될 수도 있고 장애가 될 수도 있다. 그렇기 때문에 인생을 변화시키고 싶다면 생각을 바꾸어야 한다. 우리가 만나는 사람이나 처한 상황을 바꿀 수는 없다. 하지만 우리는 다행히도 생각을 선택할 수 있고 그것에 의해 삶의 수준이 결정된다. 사람은 생각하는 대로 된다. 긍정적인 생각은 목표를 향해 노력하게 하고 부정적인 생각은 포기하게 만든다. 그러므로 원하는 것이 있다면 그것이 이루어지는 생각을 해야 한다. 또한 원하지 않는 생각이 있다면 원하는 것으로 대체해야 한다. 강박증인 당신은 강박증에 대해 어떤 생각을 가지고 있는가?

강박증은 강박사고로부터 시작된다. 강박사고는 갑자기 치고 들어오기 때문에 침투적 사고라고도 한다. 무언가가 불쑥 자신의 영역을 침범했을 때 그 의도를 이해하는 일은 중요하다. 같은 사건을 경험하더라도 그것을 어떻게 해석하느냐가 감정과 행동을 결정짓기 때문이다. 강박사고는 불쾌하거나 부적절한 생각이 갑자기 떠오르는 것이라고 했다. 강박사고의 내용은 본인의 인격이나 도덕 가치에 어긋나는 경우가 많기에 스스로를 힘들게 만든다. 이런 강박사고에는 다음과 같은 것이 있다.

사랑하는 사람에게 끔찍한 행동을 할 것 같은 반복적인 충동

자신의 실수로 다른 사람에게 해를 입히는 것에 대한 걱정

더러운 것에 오염되거나 병균에 감염되는 것에 대한 과도한 걱정

특정 물건의 좌우대칭이나 순서를 맞추고 싶은 충동

신성을 모독하거나 욕설을 할 것 같은 불편한 생각

크게 필요가 없는 물건임에도 잃어버리는 것에 대한 지나친 걱정

개인적으로 혐오스럽다고 생각하는 성적 행위를 할 것 같은 충동

신체기능이나 감각에 대한 지나친 집착과 걱정

특별한 의미가 없는 숫자나 단어가 자꾸만 떠오르는 것

그런데, 이런 의문이 든다. 강박사고는 과연 강박증인 사람에게만 떠오르는 생각일까? 보통사람은 이런 생각들이 들지 않는 걸까?

대학생을 대상으로 폭력, 성, 종교에 관한 강박사고를 연구한 데이터가 있다. 이 결과를 보면 강박증이 없는 일반인도 강박증 환자와 동일한 유형의 불편한 생각을 많이 한다는 것을 알 수 있다. 예를 들어, 가족을 해치는 것, 자신의 은밀한 신체 부위를 노출하는 것, 종교적 가치에 어긋나는 성행위를 하는 것 등에 대한 강박사고 여부를 묻는 질문에 '그렇다' 라고 인정한 학생이 많았다. 또한, 미국의 심리학자 '에릭 클링거' 박사가 미국, 영국, 한국, 캐나다 등에서 시행한 연구결과에서도 이러한 내용이 증명되었다. 보통 사람은 16시간 동안 4천 가지 정도의 생각을 하는데. 이 중 약 13%(520가지)는 의지와 상관없이 저절로 떠오르는 생각(강박사고)이라고 한다. 사람들은 이런 생각 중 상당수가 자신의 인격이나 도덕 가치와 맞지 않는다고 평가했다. 이 연구결과를 통해 일반인들도 강박사고를 겪는 사례가 상당히 많다는 것을 알 수 있다. 또한 이런 강박사고는 그에 대한 의미를 부여하는 '자동적 사고' 를 유발한다. 즉 '자동적 사고' 는 '침투적 사고에 대한 사고' 를 말하는데, 순식간에 일어나고 매우 빨리 지나가기 때문에 잘 의식되지 않는다. 하지만 '자동적 사고' 는 중요한 의미가 있다. 침투적 사고 자체가 강박 행동을 유발하는 것이 아니라, 침투적사고의 속성을 왜곡하는 '자동적 사고' 가 불안과 강박 행동을 유발하기 때문이다.

예를 들어, 사랑하는 가족을 해칠 것 같은 침투적 사고가 우연히 떠오른다면 "이런 비윤리적인 생각을 하는 건 내 책임이다. 이런 생각이 절대 떠오르지 않도록 해야 한다"라는 '자동적 사고'를 할 수 있다. 이 결과로 양심에 가책을 느끼게 되면 침투적 사고를 억제하려는 노력을 하게 되는데 이는 역설적이게도 침투적 사고가 더 자주 떠오르게 하는 결과를 초래한다. 이를 정리하면 다음과 같은 패턴이 있음을 알 수 있다.

'침투적 사고 → 자동적 사고(비합리적 해석) → 부정적 감정 → 강박 행동 → 침투적 사고'의 악순환

강박사고는 강박증인 사람만의 전유물이 아니다. 하지만 강박증인 사람은 강박증이어서 강박사고가 든다고 믿는다. 강박증이라는 병에 걸렸기에 이런 고통이 시작되었다고 믿고 있다. 그런데 일반인들도 똑같이 강박사고를 경험하고 있음을 알 수 있다. 그렇다면 차이는 무얼까? 일반인도 강박사고가 있지만 별다른 집착 없이 흘려보낸다. 생각을 잡지 않고 아무런 의미도 부여하지 않는다는 이야기다. 하지만 강박증인 사람은 그러지 못한다. 어느 날 갑자기, 예전에는 부여하지 않았던 불편한 의미를 붙이기 시작한다. 특별한 의미가 되어버린다. 이제 강박사고가 치고 들어오면 자동적으로 감정이 일

어나 버린다. 강박사고 때문에 괴로운가? 그렇다면 이제 생각의 변화부터 시작해야 한다. 이렇게 말이다.

강박사고는 누구나 갖고 있는 생각일 뿐이다.
좋은 사람이라고 좋은 생각만 하는 것은 아니다.
생각이 무조건 행동화 되는 것은 아니다.
이런 침투사고는 나의 의지와 상관없이 생기는 것이다.
나는 이것을 통제할 수 없고 나의 도덕관과도 무관하다.

강박증은 선의적인 의도와 목적이 있다.

정신분석의 창시자인 프로이트는 사람의 마음이 '원초아', '자아', '초자아'의 세 부분으로 구성되어 있다고 보았다. 하나씩 살펴보면 '원초아'는 태어날 때 가지고 나오는 가장 기본적인 충동으로 '본능적인 나'를 말한다. 아기의 경우 제 맘대로 울고, 소리 지르고, 던지고, 배설하는 것 등이 이에 해당한다. 그래서 원초아는 악마 같은 이미지를 갖고 있다고 할 수 있다. 하지만 아이가 성장하면서도 자기 멋대로 행동한다면 부모에게 혼날게 뻔하다. 그러므로 칭찬받기 위해 저절로 착한 아이가 되는 법을 배우게 된다. 이처럼 좋은 모습을 내면화하면서 윤리적이고 바람직한 인격으로 성숙하게 되는데

이를 '초자아'라고 한다. '도덕적인 나'라고 할 수 있다. 이렇듯 원초아가 강하면 사람들에게 피해를 주는 행동을 하게 되고, 초자아가 강하면 착한 아이 증후군에 걸려 상처 많은 아이가 될 수 있다. 그러므로 이 둘 사이에는 중재하는 역할이 필요한데, 이때 자아, 즉 '현실적인 나'가 등장하게 된다. 원초아가 요구하는 본능적 욕구를 지연시키면서 초자아의 평가를 피해 갈 수 있는 현실적인 대안을 찾기 위해 노력하는 것이다. 이 경우 세 부분 간에는 상당한 갈등이 빚어질 수 있으며, 결과적으로 불안이 발생할 수 있다. 이때 자아와 원초아 간에 불안을 해소하기 위한 중재안으로서 '타협'이 형성되게 된다. 이러한 타협은 생각이나 행동을 비롯한 여러 가지의 증상으로 발현되며 상당 부분 무의식적으로 진행 된다.

예를 들어, 무심한 자식에게 화가 난 할머니의 경우를 보자. 남편을 일찍 여의고 오로지 자식 뒷바라지를 위해 한평생을 살아온 할머니다. 자녀들은 모두 결혼했고 가정을 이루었다. 그런데 자신의 안부를 묻는 자식이 없었다. 어떻게 키운 자식들인데.. 은근히 북받치는 설움이 분노로 치밀어 오르는 것을 느꼈다. 문제는 할머니의 자식 사랑이다. 자식들에게 한 번도 약한 모습을 보이지 않았고 아쉬운 소리도 하지 않았다. 혼자서 참고 인내해 왔다. 하지만 외로웠다. 고생하면서 아이들 키울 때는 외로울 시간도 없었는데, 다 키우고 혼자 남고 보니 그 빈자리가 너무 컸다. 그런데 보고 싶다는 말을 못 했던 것이다. 말하자니 자식들에게 피해를 줄 것 같고 참자니 너무 외로웠던 것이다. 이러한 갈등의 순간에 타협은 이루어진다. 의학적 원인이 잘 밝혀지지 않은 통증과 같은 심인성 신체증상으로 나타나게 된다. 할머니는 며칠 전부터 알 수 없는 복통으로 고생하고 있다. 그때 마침 딸에게서 전화가 왔다. 한사코 괜찮다고 했지만 딸은 엄마의 건강이 걱정되었다. 그로부터 1주일이 지났다. 할머니는 자식들과 손자 손녀들 속에 함께 있다. 할머니가 걱정되어 자식들이 엄마를 보러 온 것이다. 할머니는 속마음을 솔직하게 털어놓지는 못했다(화를 참음, 원초아 억제). 하지만 자신의 통증(자아의 중재안, 초자아를 속임)을 통해 원하는 것(자식들을 만남, 외로움 해결)을 얻게 되었다. 할머니는 이런 신체증상을 통해 자녀와의 충돌을 최소화할 수 있는 방법을 찾았고 효과적으로 욕구를 해소하게 된 것이다. 이것이 바로 증상을 통한 타협 형성이다.

강박증 또한 타협 형성의 결과다. 강박증은 자신이 감당하기 벅찬 현실의 문제들로부터 저절로 벗어날 수 있게 해준다. 강박증에 꽂히면 강박증 이외에는 아무 생각도 할 수 없게 되기 때문이다. 그러므로 자신은 강박증 때문에 무엇을 못 한다고 믿지만 실제로는 그렇지 않다. 무엇을 제대로 할 수 없기 때문에 강박증이 필요하게 되고 좌절과 불안에서 벗어나기 위한 타협의 결과물이 되는 것이다. 그리고 이 과정은 철저히 무의식적으로 이루어져야 한다. 자신이 선택했지만, 자신은 완벽하게 이 사실을 몰라야 한다는 말이다. 왜냐면 자신이 어떤 의도를 가지고 고의적으로 선택한 증상이라면, 쉽게 말해 꾀병이라면 양심에 가책을 느껴 오랫동안 그 증상을 활용하기가 어렵기 때문이다. 그러므로 강박증은 비록 무의식적으로 이루어지는 선택이지만 이같이 긍정적인 의도와 목적(현실의 문제에서 벗어나도록 도와줌)을 가지고 있음을 알아야 한다. 그래야만 강박증을 있는 그대로 받아들이고 다른 관점에서 이해할 수 있게 된다. 우리의 무의식은 감정이나 분노를 경험하기보다 강박증을 대하는 것이 더 편하다는 사실을 알고 있었음이 분명하다. 우리의 관심을 다른 곳으로 돌리기 위해 일부러 강박증에 꽂히도록 만든 것이 분명한 것이다.

원초아, 자아, 초자아

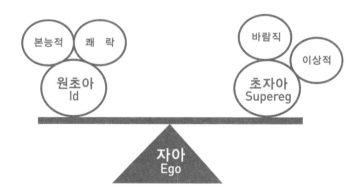

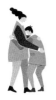

02
감정의 변화]
생각이 바뀌면 감정도 바뀐다

감정 그 자체는 좋은 것도 아니고 나쁜 것도 아니다. 어떤 감정에서 나오는 에너지가 최선의 선택을 도우면 긍정적인 것이 되고 자신을 힘들게 한다면 부정적인 것이 된다. 긍정적인 감정은 도움이 되지만 부정적인 감정은 자신을 무너지게 만든다. 감정에 휘둘리지 않고 통제하며 살 수 있다면 우리의 인생은 어떻게 바뀌게 될까?

우리는 앞에서 생각의 중요성에 대해 배웠다. 그리고 강박증 치유를 위해 어떤 관점으로 생각해야 하는지에 대해 이해했다. 생각은 감정을 만들기에 생각이 바뀌면 감정도 바뀐다. 자, 이제 강박증에 대한 생각이 바뀌었다고 가정하자. 다음은 감정이 바뀔 차례다. 보통 사람들도 강박사고를 자주 하고 강박증에 선의적인 의도와 목적이 있음을 이해했다면 불안이라는 불편한 감정 역시 옷을 갈아입게 된다. 강박사고가 치고 들어와도 중심을 잡게 된다. 자신을 괴롭히는 치명적인 문제가 아니라 긍정적인 관점으로 강박사고를 이해할 수 있게 된다. 생각 하나 바꾼 것만으로 감정의 변화가 가능해지는 것이다. 강박증 상담을 하다 보면 내담자들에게 자주 듣는 이야기이기도 한데 이것은 자연스러운 현상이다. 시작은 거기서부터다.

그런데 내담자에게 이런 질문을 받기도 한다. "생각의 변화를 이해했는데, 불편한 감정이 사라지지 않는 건.. 왜 그렇죠?" 당연히 일어나야 할 일이 일어나지 않음에 의아해하는데 그 이유는 이렇다. 감정은 무의식의 영역이다. 오래된 습관이고 익숙한 느낌이다. 그러므로 생각이 바뀌었어도 감정은 서서히 변할 수 있음을 알아야 한다. 조급함을 경계해야 한다. 이해하는 것이 즉각적인 변화를 보장하지는 않는다. 생각이 바뀌었다고 감정 또한 즉시 변하기를 기대하는 것은 무리다. 생각과 감정의 연결은 프로세스에 대한 이해이지, 이해만으로 변화가 가능하지 않음을 기억해야 한다. 이해를 기반으로 변화의 핵심을 꾸준히 실천해 나갈 때 서서히 감정의 변화를 느끼게 될 것이다.

가끔 보면 의지로써 감정을 조절하려는 분이 있다. 불안한데 불안하지 않기 위해 노력하거나 두려움을 애써 참아내려는 분이다. 불굴의 의지로, 안 되는 걸 될 때까지 몰아붙이면 감정이 조절될까? 아마, 엄청난 저항을 만나고 모든 에너지를 소진해 버릴지도 모른다.

이때, 감정의 조절을 돕는 유용한 기법이 있다면 어떨까? 필요할 때 언제 어디서나 자유롭게 활용할 수 있는 기법. 다른 사람 도움 없이 혼자서 적용할 수 있는 기법, 감사하게도 그런 기법이 있다. 정해진 방법대로 따라 하다 보면 감정이 조절되고 마음이 편안해짐을 느낀다. 그래서 이런 기법은 이해하기보다는 따라 함으로써 직접 효과를 경험하는 것이 중요하다. 이해는 변화를 완성하지 않는다고 했다. 변화의 시작은 경험이다. 직접 느껴보아야 효과를 체감할 수 있고 필요할 때마다 적극적으로 활용할 수 있다. 여기서는 '감정자유기법'인 'EFT'를 소개하도록 하겠다.

〈EFT〉

EFT는 Emotional Freedom Techniques의 약자로 감정자유기법이라고 한다. 1990년 미국의 게리 크레이그에 의해 개발되었고 한의학과 심리학이 결합 된 것이다. 자신이 해결하고자 하는 증상을 말로 표현하면서 몸의 경혈점을 톡톡톡 두드려 치료하는 기법이다. 두드리는 자극이 금속성의 침을 대신하고 증상을 말로 표현하는 과정을 통해 무의식을 치료에 동참하게 한다. 이름에서 알 수 있듯이 감정을 조절하는 데에 탁월한 효과가 있는데 감정이 조절되면 생각 또한 힘을 잃게 된다. 이 과정은 너무 쉽고 간단해서 누구나 배워서 활용할 수 있다. 아무런 부작용 없이 자신은 물론 다른 사람의 문제를 풀어내는 데에도 적극적으로 활용할 수 있다.

부정적 감정의 원인은 신체 에너지 시스템의 혼란 때문이다

우리는 부정적인 사건이나 기억이 부정적인 감정을 불러온다고 믿어 왔다, 그렇기에 부정적인 기억을 지우거나 약하게 만들어야 부정적인 감정이 사라진다고 여긴다. 그렇지만 대구 지하철 화재 참사나 성수대교 붕괴와 같은 치명적인 트라우마를 경험했어도 모든 사람이 일상생활에 불편을 겪지는 않는다. 이처럼 같은 사건을 경험했어도 같은 감정을 느끼는 것은 아니다. 우리는 사건을 선택할 수는 없지만, 감정은 선택할 수 있고 조절할 수 있다. '어떤 감정이 들었는가?' 가 아닌 '어떤 감정을 선택할 것인가?' 의 관점으로 이 문제를 다루어 나갈 수 있는 것이다.

부정적인 사건을 경험하면 우리 몸의 에너지 흐름, 즉 기의 흐름이 막힌다. 그곳에서 부정적인 감정이 생겨나는데, 애쓰지 않고 아주 간단하게 조절할 수 있는 방법이 EFT다. 정해진 방법대로 따라 하다 보면 정체되어 있던 에너지의 흐름은 소통되고 자신을 힘들게 하던 부정적인 감정에서도 벗어날 수 있다. 이것은 귀납적인 전제로서 이미 많은 사례를 통해 효과가 입증되었고 유튜브에서 Eft를 검색해보면 몇천 건에 이르는 방대한 자료들이 올라와 있음을 확인할 수 있다.

EFT 따라 하기

(1) 문제 택하기

1. 감정 선택하기 – EFT로 다루어 볼 자신의 불편한 감정을 선택한다. 그리고 그 감정이 드는 이유도 함께 기록한다.

2. 고통지수 점검하기(0~10 사이의 숫자 선택하기) – 자신이 느끼는 불편함이 어느 정도의 수치인지, 주관적인 고통지수를 점검한다. 아무런 불편함이 없다면 0이 될 것이고, 아주 극심한 고통이라면 10이 될 것이다. 그리 심하진 않아도 생활에 조금 지장을 느끼는 정도라면 5 정도의 수치가 적당할 것이다. 이 고통지수는 잘 기록해 두었다가 EFT가 끝나고 난 뒤 어떤 변화가 있는지를 확인해 보도록 한다.

고통지수 점검

해결하고 싶은 자신의 육체적, 심리적 문제를 하나 택하세요.
그 증상이 얼마나 불편한지 잘 관찰해보세요. 0에서 10까지의 점수를 매긴다면 어느 정도입니까?

$$0 \quad 1 \quad 2 \quad 3 \quad 4 \quad 5 \quad 6 \quad 7 \quad 8 \quad 9 \quad 10$$

(2) 받아들이기

다음의 문장 속에 불편한 감정을 구체적으로 표현한 뒤, 손날을 가볍게 두드리면서 이 문장을 3회 되풀이해서 말한다. 여기에서는 강박증으로 인한 불안한 감정을 예로 사용한다.

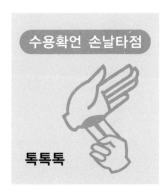

수용확언 손날타점

톡톡톡

*나는 비록(더러운 것에 오염되어 병균에 감염될까 봐 불안)하지만 이런 나 자신을 마음속 깊이 이해하고 받아들입니다.

*가급적이면 소리 내어 말하는 것이 좋다, 부득이 한 경우에는 마음속으로 되뇌어도 된다.

(3) 연속 두드리기

받아들이기 과정에서 괄호 안에 들어갔던 말을 선택해서 줄여본다. 괄호 밖의 단어들은 사용하지 않는다. ('나는 비록~' 이나 '하지만 이런 나 자신을 마음속 깊이~~' 이 부분은 생략한다.) 그리고 다음의 각 타점을 두드려 내려간다. 이때 자신이 하는 말에 집중하는 것이 중요하다. 눈을 감고 하면 집중이 더 쉬운데 두드리기는 7회 정도 반복하고 오른쪽이나 왼쪽, 아니면 양손을 모두 사용해서 진행해도 된다.

＊ 더러운 것에 오염되어 병균에 감염될까 봐 불안하다.

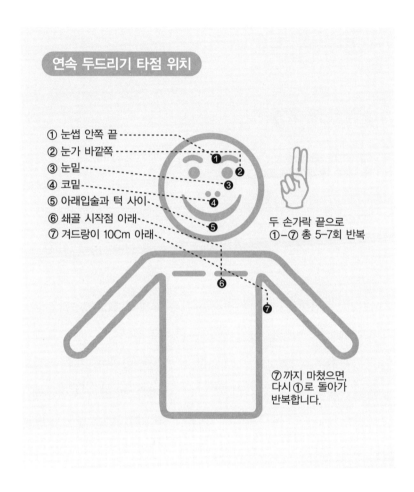

(4) 점검하기

문제 택하기부터 연속 두드리기까지 진행하였다면, 이제 고통지

수가 어떻게 변했는지 점검해 보아야 한다. 처음에 매겼던 점수와 차이가 있는가? 얼마나 낮아졌는가? 변화된 고통지수를 확인하고 기록한다.

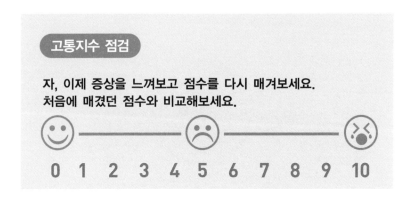

어떤가? 처음에 느꼈던 부정적인 감정이 많이 덜어졌는가? 그렇다면 다행이다. 아니면 크게 변화가 없거나 만족할 만큼의 효과가 없다고 생각하는가? 만일, 부족함을 느낀다면 방법이 있다. 똑같은 방법으로 몇 회를 더 적용해보면 된다. 이것을 2단계라고 하는데 1단계와의 차이는 단 하나뿐이다. 특정한 단어 하나만을 넣어서 반복하면 된다. 1단계를 진행했는데, 완전히 불편한 감정이 해소되지 않고 아직 남아 있는 상황임으로 그 내용을 활용하면 된다. '아직도'라는 단어를 추가해서 적용하면 된다. 그 적용은 다음과 같다.

받아들이기(2단계)

* **나는 비록**(더러운 것에 오염되어 병균에 감염될까 봐 아직도 불안)하지
만 이런 나 자신을 마음속 깊이 이해하고 받아들입니다./더러운 것
에 오염되어 병균에 감염될까 봐 아직도 불안하다.

이 간단한 과정을 몇 번 반복하는 것만으로도 많은 사람이 뚜렷한
감정의 변화를 경험한다. 만족할 만한 정도가 아니라고 생각하는가?
1, 2번 시도해 보고 효과가 없다며 포기하는 것은 현명하지 않다. 그
럴수록 좋아지고 싶은 마음을 담아 5~6번 꾸준히 반복해 보길 바란
다. 당신의 증상이 무엇이든 이 방법을 활용해 적용하면 된다. 예를
들면 이런 내용이 있을 것이다.

나는 비록
(사랑하는 가족을 해치거나 끔찍한 행동을 할 것 같은 충동 때문에 불안하지만)

나는 비록
(혐오스럽고 큰 실례가 되는 성적 행동을 상대방에게 할 것 같아 두렵지만)

나는 비록
(일을 제대로 처리했는지 뭔가 잘못되지는 않았는지 반복적으로 의심하지만)

나는 비록
(신체 기능에 대한 지나친 걱정과 집착 때문에 아무 일도 할 수가 없지만)

나는 비록
(물건들이 제자리에, 정해진 순서대로 놓여 있지 않으면 불편하지만)

나는 비록
(신성모독이나 불경스러운 생각이 자꾸만 들어 죄책감이 들지만)

이런 나 자신을 마음속 깊이 이해하고 받아들입니다.

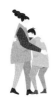

03

[행동의 변화]
STOP! 대체하라. NO! 직면하라.

STOP! 대체하라(강박행동 ➔ 대응행동)

강박증에 있어 문제가 되는 것은 무엇인가? 강박사고인가? 강박행동인가? 강박사고로 인해 강박행동을 하게 되므로 강박사고가 문제라고 생각하는가? 물론 시작은 강박사고에서부터. 원하지 않는 생각 때문에 힘들어진다고 알고 있다. 하지만 그것은 누구나 드는 생각이고 어떻게 생겨났는지 알 수 없다고 했다. 강박사고의 문제가 아니라는 말이다. 그렇다면 해결해야 하는 것은 강박행동이다. 알코올 중독을 예를 들어보자. 중독은 무언가를 강력하게 끌어당기고 있는 상태를 말하는데, 알코올 중독인 사람에게 술 마시고 싶은 충동이 문제인가? 아니다. 지극히 당연한 갈망이다. 술 생각이 나고 한 잔만 마시면 문제가 해결될 것 같은 착각에 빠져든다. 그런데 술 생각만 간절하고 술 마시지 않는 사람을 알코올 중독자라고 할 수 있는가? 술 마시고 싶은 욕구를 참아내든, 아니면 다른 것으로 풀든,

어떻게든 술 마시는 행위를 하지 않는 사람에게 중독자라는 이름표를 붙이지는 않는다.

그렇다. 강박증에 있어 문제는 강박행동이다. 강박사고는 누구나 할 수 있는 생각이지만 강박행동은 그렇지 않다. 당위가 아니라 선택의 영역이다. 선택할 수도 있고, 선택하지 않을 수도 있는데 강박증인 사람은 항상 자신만의 강박행동을 선택한다. 그러고는 어쩔 수 없는 선택이었다고 믿는다. 강박증은 정말 어쩔 수 없는 선택의 결과인가? 다른 방법이 있다면 강박행동 대신 다른 것을 선택할 수 있겠는가?

샤워 후 몸의 물기를 없앤다고 생각해보자. 어떤 방법으로 어떻게 행동하는가? 아마 이런 프로세스로 익숙하게 움직이게 될 것이다.

없애고 싶은 것 ➡	행동 ➡	도구 ➡	이동 경로 ➡	결과
몸의 물기	닦다	수건	몸의 물기➡ 수건으로	몸은 뽀송뽀송

쉽지 않은가? 하나의 예를 더 들어보자. 머리의 물기를 제거할 때도 이미 당신이 알고 있는 프로세스를 적용하면 된다.

없애고 싶은 것 ➡	행동 ➡	도구 ➡	이동 경로 ➡	결과
머리의 물기	말리다	드라이기	머리의 물기➡공기속으로	볼륨감 있는 머리

당연한 결과다. 없애고 싶은 것이 있다면 적당한 도구를 활용해 적당한 방법으로 행동하면 된다. 그렇다면 이 프로세스를 강박증에 적용해보자. 어떤 방향으로 어떤 도구를 활용해 어떤 행동으로 해결할수 있을까? 위의 사례에서도 확인했듯, 우리가 이미 알고 있는 그 방법 그대로, 활용하기만 하면 된다. 강박증에서 벗어나는 법은 이러하다.

없애고 싶은 것 ➡	행동 ➡	도구 ➡	이동 경로 ➡	결과
원하지 않는 생각&행동 (강박증)	대체하다	원하는 생각&행동 (꿈&목표)	강박증 ➡ 열정으로	행복한 인생

이제 강박행동을 멈춰야 한다. 원하지 않는 행동은 STOP! 하고 원하는 행동을 해나가야 한다. 쉬운 일은 아니다. 좋아지고 싶기 때문에 해야 하는 일이다. 강박증에서 벗어나고 싶다면 강박행동을 그만두어야 한다. 단순히 강박행동을 참는 것을 목표로 하는 것이 아

니다. 다른 행동을 선택하는 것이다. 얼마나 오랫동안 강박증으로 힘든 시간을 보냈는지는 중요하지 않다. 지금은 멈출 것인가, 계속 할 것인가를 결정해야 할 때다. 습관에 못 이겨 차라리 강박행동을 하는 게 낫다! 라고 한다면, 강박증과의 결별은 포기해야 한다. 힘들 더라도 강박행동을 다른 무엇으로 대체하겠다고 결심하고 거기서부터 시작해 보도록 하자. 강박증은 지독한 습관일 뿐이다!

"습관은 바꾸는 것이 아니라, 새로운 습관으로 대체하는 것이다." -오그 만디노(Og Mandino)

NO! 직면하라(현실 회피 ➜ 현실 직면)

퓨즈(fuse)라는 것이 있다. 강한 전류가 흐르면 부품보다 먼저 녹아 전류의 흐름을 끊어주는 금속재료다. 감당할 수 없는 외부자극을 감지할 때 스스로 끊어짐으로써 치명적인 손상을 방지하는, 없어서는 안 될 부품이다. 이렇듯 퓨즈는 두꺼비 집 속에서 묵묵히 자신의 임무를 충실히 수행하고 있다. 잘 드러나지 않는 곳에서 무언가를 지키기 위해 특별한 역할을 하고 있는 것이다.

강박증은 일상생활을 제대로 하지 못하게 만든다. 강박사고와 강박행동에 중독된 채로 어떻게 일에 집중하고 성과를 낼 수 있겠는가? 원만한 대인관계를 유지하기 어렵고 해야 할 일을 하지 못하는 상황이 된다. 모든 것이 강박증 때문이라는 생각에 갇혀 결국 강박증이 치료되지 않으면 아무것도 할 수 없는 사람이 되어버리고 만다. 어쩔 수 없이 직장을 그만두게 되었다. 어쩔 수 없이 집안일을 소홀히 할 수밖에 없고. 어쩔 수 없이 이루려고 했던 계획을 수정해야 하는 상황이 되어 버렸다. 강박증 때문에 더이상 아무것도 할 수 없다고 완벽하게 믿어 버리게 되는 것이다.

"증상은 그 자체가 창조성의 행위이며, 제거하고 싶은 저항이 아니라 딜레마를 해결하기 위한 창조적 기능으로 보아야 하며, 환자가 증상을 좋아해서 만들어내고 있는 것이 아니라 곤란한 상황에 대처하는 답을 발견하려는 결과로 보아야 한다."

오스트리아 정신분석가 '오토 랭크'의 말이다. 이것을 바꾸면 이렇게 해석할 수 있다.

'우리가 해결해야 할 것은 증상의 제거가 아니다. 증상으로 표현된 근본적인 딜레마, 자신의 근본적인 불안요인을 찾아서 해결해야 한다. 증상은 아무 의미가 없다. 오로지 무언가 근본적인 불안이나

불만이 있음을 알려주는 신호에 불과하다.'

증상만 없어지면 모든 문제가 해결될 거라고 믿는 당신에게 이 말이 쉽게 받아들여지지는 않을 것이다. 하지만 당신이 이해하든 이해하지 않든, 받아들이든 받아들이지 않든, 이것은 사실이다. 당신이 선택했던 방법으로 강박증을 아직 해결하지 못했다면 진지하게 위의 말을 곱씹어 보길 바란다. 여태까지 좋아지지 않았는데, 같은 방법을 계속 고집한다면 앞으로도 좋아질 가능성은 없지 않겠는가?

퓨즈가 끊어지면 전기가 들어오지 않는다. 그렇다고 전기가 들어오지 않는 것이 퓨즈의 탓은 아니다. 다시 전기가 흐르길 원한다면 새로운 퓨즈를 찾아 교체해주기만 하면 된다. 퓨즈를 원망하고만 있는 것은 아무 도움도 되지 않는다.

강박증은 일상 속에서 퓨즈의 역할을 하고 있다. 퓨즈가 끊어지면 전기가 끊어지듯 강박증 때문에 일상의 흐름이 끊어지는 것, 그것이 바로 강박증의 존재 이유다. 강박증 때문에 직장을 그만두게 되고, 강박증 때문에 집안일을 소홀히 할 수 있게 되고, 강박증 때문에 어떤 일을 하지 않게 되는 것 말이다. 강박증에서 벗어나고 싶은가? 그렇다면 해결방법은 간단하다. 강박증이라는 증상의 도움 없이, 힘들었던 직장을 그만둘 수 있고, 벅찼던 집안일을 조절할 수 있고, 하기 싫었던 그 일을, 하기 싫은 것이었다고 솔직하게 인정할 수 있게 될 때 강박증은 당신의 곁에 머물 필요가 없게 된다. 강박증은 당신의 삶에 과부하가 걸렸음을 보여주는 신호다. 해결해야 하는 것은 강박증의 증상이 아니라, 당신이 힘겨워하고 있는, 인생의 그 무엇임을 반드시 기억하기를 바란다.

"같은 행동을 반복하면서 다른 결과가 있기를 바라는 것은 미친 짓이다." –아인슈타인

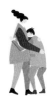

04
[습관의 변화]
매일 하고 오래 하라

강박증은 습관의 병이다. 오랫동안 이어진 생각의 습관, 일방적으로 치우친 감정의 습관, 순간의 편안함을 추구해 온 행동의 습관이 굳어진 병이다. 오랜 시간 자신도 의식하지 못하는 사이에 쌓여 온 생활의 습관이다. 무엇이든 익숙한 것을 제거하고 새로운 것으로 대체하는 일에는 많은 에너지가 소모된다. 인간이 변화를 원하지 않는 이유이다. 최소한의 에너지로 최대의 효율을 얻고 싶어 하기 때문이다. 그러므로 이미 무의식의 영역에 새겨진 습관은 좀처럼 자리를 내어주지 않는다. 좋고 나쁘고를 가리지 않고 예전부터 있어 왔던 것을 선호하고 유지하려고 한다. 마음만 먹으면 무언가 쉽게 바꿀 수 있을 것 같지만 행동해 보면 마음먹은 대로 잘되지 않는다는 것을 알 수 있다.

'데스틴'은 네덜란드 출신 강연가다. 다른 아이들과 마찬가지로 6살 때 자전거 타는 법을 배웠다. 살아가는 데 있어 아주 필요한 기술이었고 그런 자신이 자랑스럽기까지 했다. 그로부터 25년이 지난 어느 날 친구에게서 재밌는 제안을 받는다. 특별한 자전거를 만들었으니 한번 타보라는 것이었다. 그가 바꾸어 놓은 것은 단 한 가지였다. 핸들을 왼쪽으로 틀면 바퀴가 오른쪽으로 가고 오른쪽으로 틀면 바퀴가 왼쪽으로 가게 해놓은 거였다. 여태까지 타 왔던 자전거와는 완전히 반대의 구조였던 거다. 데스틴은 쉬울 거라 생각했다. 자전거에 올라타 얼마나 빨리 그 시스템에 적응하는지 보여주고 싶은 마음이 들었다. 하지만 기대는 완전히 빗나갔다. 그는 전혀 탈 수가 없었다. 그 순간 데스틴은 뜻밖의 사실을 깨닫게 되었다. 자신의 생각이 틀에 박혀 있다는 통찰을 얻은 것이다. 바뀐 시스템에 적응하고 싶었지만, 자신의 몸은 완전히 따로 놀고 있음을 알았던 거다. 누군가는 데스틴이 운동신경이 좋지 않아 못 탄 거라고 생각할지도 모른다. 하지만 그는 만능스포츠맨이었다. 당신이라면 이 자전거를 탈 수 있겠는가? 아마 불가능할 거라고 나는 확신한다. 그는 가끔 강연에 초대되는데 그때마다 그 자전거를 가지고 다녔다. 강연에 참석한 사람들에게 타보기를 제안하기 위해서다. 사람들은 몇몇 기술을 시도해 보거나 힘으로 밀어붙이려 하지만 되지 않는다. 자전거를 타고 3미터를 움직이면 2백 달러를 주겠다고 제안해도 단 1미터를 나아가는 사람이 없었다. 머릿속에서 생각하는 방식이 굳어지면 그 방식을 바꾸고 싶을지라도 바꿀 수가 없게 되는 것이다.

그래서 데스틴은 개인적인 도전을 해보기로 했다. 매일 5분 동안 연습을 하기로 한 것이다. 이리 넘어지고 저리 부딪히는 그를 이웃들은 놀리기도 했다. 하지만 8개월 후, 놀라운 일이 일어난다. 어제까지 타지 못했던 자전거였는데 바로 오늘, 탈 수 있게 된 것이다. 그 순간 머릿속에 꽁꽁 잠겨 있던 열쇠가 풀리는 것 같은 느낌이 들었다. 잠시라도 한눈을 팔면 금세 균형이 무너져 넘어지긴 했어도 말이다. 그래도 탈 수는 있게 된 것이다. 거기서 끝일까? 아니다, 생각지도 못한 문제가 생겼다. 이제 보통 자전거를 탈 수 없게 되어 버렸다. 6살부터 25년간을 타왔던 방식인데, 어느 순간 더이상 탈 수가 없게 된 것이다,

이해하는 것과 할 수 있는 것은 완전히 별개의 문제가 된다. 이해하는 것은 쉽지만, 할 수 있는 것은 결코 쉽지 않다. 행동도 마찬가지다. 어떤 행동을 해야 하는지 이해한다고 해서 즉시 할 수 있는 것은 아니다. 어쩌다 우연히 한번은 할 수 있게 될지도 모른다. 하지만 한 번으로 끝나면 의미가 없다. 한 번의 성공이 아니라 똑같은 방법으로 꾸준히 할 수 있어야 한다. 위의 사례와 같이 기존의 틀을 깨고 새로운 습관의 프로세스를 완성하기 위한 알고리즘을 갖추는 것은 쉬운 일이 아니다. 8개월 동안 데스틴이 보인 관심과 노력이 있었기에 새로운 습관이 자리 잡을 수 있었던 게 아닐까?

나는 굿바이강박연구소 소장이다. 강박증을 전문으로 심리치료하는 곳의 대표다. 상담이 시작되면 나를 찾은 이유와 해결할 문제, 처해 있는 환경 등을 확인해 나간다. 최초상담이 끝날 무렵에는 내담자에게 해결의 방향과 방법을 제안한다. 대개의 경우 공감하고 본격적인 상담의 시작을 결정한다. 그런데, 가끔씩 혼란을 겪는 분이 있다. 해결의 방향성에 대해서는 이해하지만 정작 자신의 노력이 병행되어야 하는 현실 앞에서 움츠러드는 것이다. 변화의 작업에 자신이 주도적으로 동참해야 하는 사실에 몸을 사리는 것이다. 해결의 주체로서 적극적으로 뛰어들지 않으려 한다. 좋아지고 싶은 마음은 있지만, 행동은 하고 싶지 않은 것이다. 과연 전문가가 제안하는 강박증의 해결책을 이해하는 것만으로 강박증에서 벗어나는 일이 가능할까?

안다는 것이 오히려 독이 되는 경우가 있다. 아니까 안 하고 기존에 알고 있는 방법은 신뢰하지 않는다. 무언가 새로운 것을 찾고 새로운 방법을 찾아 헤맨다. 강박증 치료를 위해 여기저기 기웃거리며 '강박증 치료 투어'를 진행하는 분도 있다. 그러는 동안 시간은 흐르고 부담하는 비용은 커져 간다. 걱정과 한숨도 함께 쌓여 간다. 그러면서도 자신이 해야 하는 일 말고, 누군가가 자신에게 해줄 수 있는 일이 무언지를 알고 싶어 한다. 충분히 공감 가는 부분이다. 예전의 나도 그랬기에 낯선 풍경은 아니다. 그렇지만 강박증과 굿바이 하기 위해서는 강박증 해결에 "짠!"은 없다는 것을 반드시 기억해야 한다. 그런 생각을 믿고 좇고 있다면 그것부터 포기해야 한다. 왜냐면 그것은 환상이기 때문이다. 없는 것을 찾아 헤매다 정작 강박증 해결에 쏟아야 할 시간과 비용을 모두 탕진해 버리지 않기를 바란다. 자신은 아무것도 하지 않고, 누군가가 해결해 줄 방법이 어딘가에 있을 거라고, 언젠가는 찾을 수 있을 거라고 믿고 있다면, 그 자체가 심각한 강박증이다. 강박증을 해결하려면 "짠!"을 기대하는 그 "환상 강박증!"부터 먼저 해결해야 한다. 나는 '강박증해결전문가'이지만 그 강박증만은 해결할 자신이 없다.

행동해야 한다. 한 번으론 안 된다. 매일 하고 꾸준히 해야 한다. 그래서 습관이 되어야 한다.

얼마나 오랫동안 강박행동을 반복해 왔는가? 얼마나 자주 직면해야 할 현실의 문제를 회피하고 도망만 다녔는가? 언제까지 그런 선택을 계속 반복할 건가? 현재의 모습은 지금까지 당신이 선택해 온 것의 결과다. 마음에 들지 않는다면 어떻게 해야 할까? 선택이 달라져야 원하는 결과를 얻을 수 있다.

하지 않는 것에 익숙해 진 나, 하는 것에 익숙한 자신으로 바꾸고 싶다면, 행동을 넘어 습관이 될 수 있도록 꾸준히 노력해야 할 것이다.

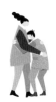

05
[신념의 변화]
하고 싶으면, 할 수 있다고 믿어라

세상은 참 복잡하다. 하나의 상황을 두고 저마다 다른 관점으로 평가한다. 똑같은 대상을 보면서 이거다 저거다 하며 다르게 해석한다. 대상은 하나인데 왜 이렇게 다양한 해석이 가능한 걸까?

앞이 보이지 않는 사람에게 코끼리를 만지게 했다. 어떤 사람은 기다란 코끼리 코를 만지며 관이라고 했고, 다리를 만지면서 기둥이라고 했다. 몸통을 만진 사람은 벽이라고 했고, 귀를 만진 사람은 부채라고 말했다. 자신의 생각대로 말하고, 말한 것을 믿게 된다. 이제 그 사람에게 코끼리는 관이고 기둥이고 벽이고 부채가 되고 만다.

믿는가? 무엇을 믿고 무엇을 믿지 않는가? 그것이 무엇이든 믿음은 당신을 그곳으로 인도한다. 당신을 살리든, 당신을 죽이든 믿음은 결과를 개의치 않는다. 그저 당신의 믿음대로 미래를 실현 시킬 뿐이다. 믿음! 단 한 번도 의심하지 않았던 무의식적인 믿음! 우리는 이것을 신념이라고 한다. 신념은 저마다의 기준으로 세상을 바라보는 색안경이라고도 할 수 있다. 몇 번의 사건을 경험하면서 굳어지고 다져진 믿음, 객관적인 사실이 아닌 주관적인 믿음이라고 할 수 있다.

하지만 이 사실을 인지하고 있는 사람은 드물다. 왜냐면 오랜 시간 반복되면서 무의식에 새겨졌기 때문이다. 그러니 그것에 따라 이해와 오해가 결정되고 감정과 행동이 따라 변하게 된다. 자신에게는 당연한 믿음, 반드시 그래야 하고, 절대로 그러면 안 되는 기준이 되는 것이다.

똑같은 실패를 경험한 두 사람을 통해 신념에 대해 좀 더 알아보도록 하자.

A와 B는 대학생이다. 둘 다 재수를 했고 한 번의 실패가 있었다. 1학년을 마친 뒤, 뜻 한 바가 있어 편입을 준비했다. 그런데 그 시험에서도 떨어지고 말았다. 두 사람은 같은 상황에 놓였지만 받아들이는 태도는 달랐다. A는 두 번의 실패에 대해 크게 개의치 않았다. 아쉬운 마음이 있었지만, 열심히 했기 때문에 후회하지 않고 자신의 목표를 위해 한 번 더 도전해 보리라 마음먹었다. 한편 B는 연속된 2번의 실패에 크게 상처받았다. 주변의 위로는 도움이 되지 않았다. 열심히 했지만 좋은 결과를 내지 못한 자신을 원망하기까지 했다. 어떻게 이런 차이가 있게 된 걸까?

A는 자신에 대한 믿음이 있었다. '나는 할 수 있다!' 라는 신념을 가지고 있었다. 비록 이번에도 실패했지만, 실패의 교훈을 찾아 긍정적인 피드백을 했고, 언젠가는 될 수 있을 거라고 자신을 다독였다. 그 결과 목표를 다시 설정하고 자신을 격려하며 희망을 이어갈 수 있었다. 한편 B는 자신을 비난하고 원망하고 있었는데, 그 뿌리에는 '나는 할 수 없다!' 라는 굳은 신념이 새겨져 있었다. 두 번이나 실패한 이유를 자신에게 돌리고 앞으로 닥칠 모든 일에 자신이 없어졌다. 목표를 가지는 것도, 최선을 다하는 것도 불가능한 상황으로 자신을 몰아가고 있었다.

그렇다. 이것이 바로 신념의 힘이다. 같은 상황을 경험하지만, 결과는 정반대이다. 이렇듯 신념에 따라 다른 선택을 하게 되고 현재와 미래가 달라지게 된다.

사건. 대입 첫 도전 떨어짐(재수), 편입시험 또 떨어짐

신념. A. 나는 할 수 있다 B. 나는 할 수 없다

행동. A. 다시 도전한다   B. 도전하지 않는다,

결과. A. 목표 달성   B. 자포자기. 절망한다

같은 사건을 경험했지만, 신념에 따라 결과는 이렇게 차이가 났다. 그렇다면 이런 신념은 어떻게 만들어졌을까? 신념은 우연히 생겨난

게 아니다. 대개의 경우 부모님과의 관계, 양육환경, 기억에 남는 특별한 순간들을 겪으면서 생기게 된다.

A군은 어릴 때부터 부모님께 칭찬을 자주 들었다. 사람들 앞에 자주 나섰고 특히 노래 부르는 것을 좋아했는데, 그럴 때마다 부모님은 '잘한다. 멋지다!' 라는 말로 칭찬해줬다. 그런 말을 들으면 왠지 으쓱해지고 뿌듯해졌다. 그런 경험이 쌓이면서 자신도 모르게 '나는 할 수 있다.' 라는 신념이 쌓이게 되었다.

사건. 사람들 앞에서 노래를 잘 부른다
경험. 부모님께 '잘한다, 멋지다' 칭찬받음
신념. 나는 할 수 있다!

그 이후에도 이 신념은 강력한 힘을 발휘했고 행동에도 막대한 영향을 주었다. 어떤 상황이나 사건을 경험해도 자신의 가능성을 믿고 도전하는 태도를 가지게 된 것이다.

한편 B군은 달랐다. 엄격하고 주장이 강한 아빠에게 강요를 받고 자랐다. 수학 공부가 싫었지만, 아빠가 시키는 대로 해야 했고 다른 의견을 내세우다 야단을 들었던 적도 있었다. 그럴 때마다 '너는 안된다. 그게 문제다. 왜 똑같은 실수를 자꾸 하냐!' 는 핀잔을 들어야 했다. B군은 그 이후부터 생각과 감정을 숨기게 되었고 누가 시키지 않으면 스스로 나서지 않는 아이가 되어 갔다. 그것이 반복되면서 자연스럽게 '나는 할 수 없다.' 라는 신념이 굳어지게 된 것이다.

사건. 하기 싫었던 수학 공부를 억지로 했다
경험. 아빠에게 '안된다, 그게 문제다, 또 실수했냐!' 비난받음
신념. 나는 할 수 없다!

B군은 시간이 갈수록, 되는 방법보다 되지 않는 이유를 찾는 것에 익숙해져 갔다. 당연히 그에 맞는 행동이 뒤따랐다. 실패했던 지난 기억을 곱씹으며 아무것도 하지 않게 된 것이다.

이런 과정을 이해하게 되면서 B군은 아빠를 원망하는 마음이 커졌다. 자신이 이렇게 된 건 모두 아빠의 강요 때문이라고 생각했다. 지금도 변함없이 자신을 몰아붙이는 아빠 때문에 주눅이 들고 자신이 없어진다는 말을 자주 했다. 맞다. 아빠 때문에 B군이 제한적인 신념을 가지게 되고 삶이 위축된 것은 사실이다. 하지만 기억해야 할 것이 있다. 부모를 원망하면서, 계속 자신이 원하는 방식으로 대해주기만을 기대하고 있다면 영원히 그 늪에서 벗어날 수 없다. 선택해야 한다. 부모가 변하지 않더라도 자신을 위해 어떤 선택을 하는 것이 이로운지에 대해 결정해야 한다. 부모가 그렇게 대한 것은 사랑이라는 이름으로 행해진 일이다. 사랑했기 때문에 자신이 맞는

다고 생각하는 방식으로, 신념으로 사랑을 주려고 한 것이다. 지금의 상황은 단지 기대하지 않았던 결과일 뿐이다. 부모는 변하지 않는다. 자식을 사랑하지 않아서가 아니라 사랑하기 때문에 고집을 꺾지 않는다. 자기가 원하는 방식으로 계속 주려고 하기 때문이다. 사랑하기 때문에 변하지 않는 것이다. 그러니 성인이 되었다면 선택권이 자신에게 있음을 이해하고 주도적으로 변화를 선택해 나가야 한다. 변화를 원한다면 말이다. 계속해서 부모를 원망하는 것은 인생의 주도권을 스스로가 갖지 않으려는 변명일 수 있다. 원망하고 화를 내지 말라는 이야기는 아니다. 화를 내도 좋다. 부모 마음을 아프게 해도 괜찮다. 하지만 그것 때문에 자신의 인생을 포기하지는 말라는 말이다. 나는 할 수 없다!! 어떻게 해서 이 신념이 자신에게 새겨졌는지를 이해했다면 이제 어떻게 하면 이것을 바꿀 수 있을지에 집중하면 된다. 그러지 못한다면 B군은 이런 신념에 발목 잡혀 영원한 실패자로 살아가야 할 것이다.

말기 암 진단을 받은 환자 100명을 추적 조사한 연구가 있다. 그 결과 12년 후 10명의 생존자가 있음을 확인했다. 리포터는 생존자 10명을 인터뷰했는데 그들은 각자의 방법으로 다양한 치료 활동을 했다고 한다. 치료방법은 달랐지만 어쨌든 지난 12년간 아무 일도 일어나지 않았고 건강을 유지할 수 있었다고 했다. 이들에게는 한

가지 공통점이 있었는데, 그것은 자신이 선택한 방법이 자기에게 가장 잘 맞고 그래서 잘 될 거라는 신념을 가지고 있었다고 한다. 이처럼 신념은 불가능해 보이는 일들을 현실로 만드는 엄청난 힘을 가지고 있다.

그런데 반대의 경우도 있다. 오히려 신념의 힘 때문에 자신이 더 힘들어지는 경우다. 한 사람에게 다니고 싶은 회사가 생겼다고 하자. 문제는 경쟁률이다. 너무 치열해서 걱정이 앞선다. 그래도 노력하는 수밖에 없기에 열심히 시험을 준비한다. 하지만 문제는 여기서부터 발생한다. 신념은 무의식에 새겨진 믿음이므로 자신이 어떤 신념을 가지고 있는지 모른다.

'안 된다! 할 수 없다.' 라는 믿음의 뿌리로 합격의 열매를 수확하려는 모순 상황에 빠지게 되는 것이다. 저항이 생기게 마련이다. 이것은 마치 목적지에 빨리 도착하기 위해 액셀레이터를 급하게 밟지만 핸드 브레이크를 당겨 놓았음을 알지 못하는 것과 같다. 신념은 그런 역할을 한다. 할 수 있다는 긍정적인 신념은 그 사람을 돕지만, 그 사람의 가능성을 제한하는 부정적인 신념은 그 여정을 방해한다. 제대로 움직이지 못하게 만들고 결국은 차를 멈춰 세우게 된다. 그러므로 무언가 원하는 것이 있는데 제대로 잘되지 않고 있다면 무조건 불굴의 의지로 헤쳐나가려 하지 말고 신념을 의심해 볼 일이다. 자신도 모르게 당겨 놓은 인생의 핸드 브레이크, 제한적인 신념을 찾아 해제시켜야 한다. 그럴 때라야 달콤한 열매를 얻을 수 있는 곳에 자신을 데려다 놓을 수 있게 된다.

이렇듯 신념은 진실이 아니다. 그저 스스로가 규정한 믿음일 뿐이다. 나는 할 수 없다! 그건 착각이고 망상에 불과하지만 결국 아무것도 하지 못하게 만든다. 그러면 아무런 일도 일어나지 않고 영원히 좌절과 절망의 늪에 빠져 살아야 한다. 하지만 할 수 있다는 신념은 어떤가? 할 수 있다고 믿기 때문에 시도한다. 도전하다 보면 잘 될 가능성이 높아지고 성공의 확률도 커지게 된다.

그렇다면 이런 신념은 어떻게 해서 나의 것이 되었을까?

이 과정은 3단계로 나누어 설명할 수 있다. 먼저, 자라면서 의미 있는 타인(부모, 형제, 선생님, 친구 등)들로부터 보고 듣고 배운 것이 자료가 된다. 무언가를 학습하게 되는 것이다. 배우려고 배운 것이 아니라 저절로 익히게 되는 것을 말한다. 그러므로 자신이 무엇을 배웠는지 모르는 경우가 대다수다. 두 번째는 학습한 사실을 자신에게 적용하는 단계를 말한다. 만일 엄격한 아빠로부터 인정받지 못하고 항상 '실수하면 안 된다!' 라는 말을 자주 들어 온 사람이라면 언제부턴가 자신에게도 '실수하면 안 된다!' 라는 말을 하게 된다. 어릴 때부터 들어 온 익숙한 말들이 자연스럽게 자신에게 적용되는 것이다. 세 번째는 그 말들이 밖으로 표현되지 않고 내면화되어서 프로그램

처럼 돌아가는 상황이 되는 것이다. 무의식에 새겨져 의심에 여지없이 자동적으로 작동하게 되는 순간이다. 신념으로 새겨지는 단계이다. 이렇게 되면 모든 생각과 감정과 행동은 신념의 지배를 받게 되고 신념을 충족시키는 방향으로 상황을 만들어가게 된다.

그렇다면 새로운 신념으로 다시 써 내려가려면 어떻게 해야 할까? 신념이 생기게 된 프로세스를 이해하고 순서에 따라 원하는 신념을 새겨나가면 된다. 다음과 같은 방법으로 다르게 받아들이고 수정할 수 있다.

1) 신념 찾기 - '반드시 ~해야 한다, 절대로 ~하면 안 된다.' 라고 생각하는 것을 찾아 적는다.

2) 신념 의심하기 - 그것이 정말 자신이 원하는 믿음인지 질문한다. 원하지 않는 거라면, 원하지도 않는 것을 하지 않았다는 이유로 자신을 비난하고 살아왔음을 이해할 수 있다. 우리에게는 자신의 것이지만 원하지 않는 신념이 훨씬 더 많다.

3) 신념 관찰하기 - '나는 할 수 없다' 라는 신념 발견! → '아~ 나는 지금 할 수 없다' 라고 생각하고 있구나!' 하고 관찰하면서 나로부터 신념을 분리해 바라보는 연습을 한다.

4) 긍정 미래 상상하기 - 더 나은 미래가 기다리고 있다. / 가능성이

점점 더 많아진다. / 다양한 기회가 있을 거다. / 도움이 되는 사람을 만날 거다. / 목표가 현실이 될 것이라는 긍정적인 미래를 믿고 상상한다.

5)신념 바꾸기- 나는 할 수 없다! → 나는 할 수 있다! 라고 반복적으로 말하고 감정을 느낀다.

위의 과정으로 새로운 신념을 다시 써 내려갈 수 있다. 신념은 컴퓨터 프로그래밍과 같다. 어떤 인풋이 들어오더라도 결과는 항상 동일하다. 이미 자동화 시스템으로 고정되어 있기 때문이다. 제아무리 긍정의 신호가 들어와도 부정의 필터를 거쳐야 한다면 부정이 될 수밖에 없지 않겠는가? 신념은 자신에 대한 고정된 믿음에 불과하다. 마음에 들지 않는다면 자신이 원하는 것으로 바꾸면 된다. 자신이 쓰고 있는 색안경을 바꿔 쓰면 된다. 그러면 세상은 저절로 달라져 보일 것이다.

네모난 수박을 본 적이 있는가? 유전자 변형이나 조작이 있는 것은 아니라고 했다. 단지 수박이 자랄 때 네모 난 틀을 씌워 키운 결과라고 했다. 네모난 틀 속에 자라니 네모가 되었다는 이야기다. 신념은 네모난 수박이다. 우리를 규정하는 틀, 우리(we)를 우리(case) 안에 가두고 마는 틀, 그 틀 속에 갇히면 결과는 뻔하다. 나는 할 수 있다는 틀을 만들면 할 수 있을 거고, 할 수 없다는 틀 안에 갇히면 당연히 할 수 없는 일이 되어버리고 만다.

당신은 어떤 신념을 원하는가? 당신이 가지고 싶은 신념과 가지고 있는 신념은 동일한가? 만일 다르다면, 괜찮다! 신념도 리모델링 하면 되니까 말이다.

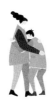

06
[정체성의 변화]
할 수 있는 사람이 되어라

사람은 저마다 이름표를 달고 산다. 이름을 써놓고 다른 사람에게 존재를 알린다. 보는 사람은 타인이지만 새긴 사람은 자신이다. 사람들은 이름표에 새겨진 대로 자신을 부른다. 반복되다 보면 익숙해지고 자신의 것으로 굳어져 버린다. 마음에 드는 이름이라면 문제 되지 않지만 그렇지 않을 때는 불편해지기 마련이다. 옛날에는 건강하게 자라라는 의미로 아이 이름을 촌스럽게 짓는 경우가 있었다. 물론 좋은 의도지만 정작 당사자는 그 이름 때문에 사람들을 피하고 움츠려야 했다. 이름은 하나의 대상을 규정해 버린다. 그리고 한번 붙여진 이름은 좀처럼 바꾸기가 어렵다. 어쩔 수 없이 받아들여야 하는 불편한 현실을 살아갈 수밖에 없게 만든다.

확인 강박이 심해 나를 찾아왔던 대학생 A군과 나눈 대화이다.

상담자 : 자신의 마음속에 이름표가 하나 있다고 하자, 그곳에는

스스로가 원하는 이름을 써넣을 수 있어. 무엇이든 괜찮아. 그곳에 써넣은 대로 살 수 있다고 할 때, 너는 어떤 이름을 써넣고 싶니?

　내담자 : ….. 잘… 모르겠어요.

　상담자 : 그렇구나. 괜찮아, 그럴 수 있어. 음.. 그러면, 마음의 눈으로 가슴에 새겨진 이름을 한번 내려다보겠니? 그러면 서서히 보이게 될거야. 여태까지 너는 이름표를 달고 살아왔어. 그곳에 새긴 이름은 네가 선택했고 새겨 넣은 이름일 거야. 그 이름이 보일 거야. 무엇이 보이는지.. 찬찬히 살펴볼 수 있겠니?

　내담자 : 네… 찾아볼게요.

　A군은 얼굴을 조금 찌푸리면서 집중하려고 노력했다. 이윽고 다소 풀이 죽은 목소리로 입을 열었다.

　내담자 : 저… 선명하진 않은데요… '문제…아' 라고 적혀 있는 것 같아요.

　학생은 스스로에게 '문제아' 라는 이름을 지어 주었고 여태껏 달고 살아왔다. 다른 누군가가 붙여 준 이름이 아니다. 스스로가 선택했고 새겨 넣은 이름이다. 언제부턴지 모르지만 꽤나 많은 시간이 흘렀음에는 분명하다. 이름은 무언가를 규정한다. 한번 이름 붙여지면 그것에 맞게 행동하고 결국 그런 사람이 되어버리고 만다. '문제아로 자신을 규정한 A군 역시 그 굴레에서 벗어나지 못했다. 수능시험을 100일여 앞두고 A군에게 강박증이 찾아왔다. 모의고사를 치르는데, 문제를 읽어 내려갈 수 없었다. 읽고 또 읽어도 다음 문제로 넘어가지 못했다. 자꾸 똑같은 문제만 읽어야 했다. 당연히 정해진 시간 안에 다 풀지 못했고, 그런 자신을 두고 크게 낙담했다. 결국, 수능시험마저 망쳐 버리고 대입준비는 재수에 삼수까지 이어지고 있었다. 이유를 몰랐다. 정신과 병원도 찾아갔고 약도 먹었지만, 머리만 멍해질 뿐 별다른 변화를 느끼지 못했다. 공부는 계속 힘들었고 좌절과 무기력의 경계를 넘나들고 있었다. 그런 자신에게 붙여준 이름이 '문제아'였던 것이다.

문제아는 A군의 정체성을 규정하는 이름이다. 나는 할 수 있어! 와 나는 할 수 없어! 라는 믿음이 있을 때, 문제아가 선택하는 신념은 어떤 것일까? 당연히, 나는 할 수 없어! 가 될 것이다. 할 수 없다고 믿으면 할 수 있는 능력 또한 가지지 못한다. 능력이 없으면 하려고도 하지 않을 거고 그런 사람이 머물 곳은 혼자만의 고립된 공간이 될 게 당연하다. 이렇듯 정체성은 신념을 만들고, 능력을 만들고, 행동을 결정하고, 머물게 될 환경을 선택하게 한다. 결국, 정체성은 인간의 변화에 지향점이 된다. 때로는 변화의 출발점이 되기도 한다. 미국의 NLP 전문가 '로버트 딜츠'는 변화를 가능하게 만드는 이런 프로세스를 '논리적 수준'으로 정리하였고. 환경 → 행동 → 능력 → 신념 → 정체성 → 영성으로 이루어진다고 했다.

그렇다면 강박증인 당신은 어떤 이름표를 선택하고 있는가? 잠시 눈을 감고 깊은 호흡으로 마음을 편안히 한 뒤 자신의 내면을 들여다보라. 자신의 가슴에 이름표를 찾아보라. 당신이 붙여놓은 이름표에는 어떤 이름이 적혀 있는가? 보이는가? 무엇인가? 그것이 당신의 존재를 규정하는 절대적인 기준이 된다. 나는 알고 있다. 강박증이 있는 사람이 자신에게 붙여놓은 이름! 강박증 환자로서 살아갈 수밖에 없도록 만드는 이름! 그건 바로 '실패자'라는 자기규정이다. 강박증 환자였던 나도 그랬고 상담사로서 지켜봐 온 내담자도 예외가 아니었다. 굿바이 강박증 카페에서 만나는 사람도 똑같았다. 도대체 어떻게 해서 자신을 이렇게 규정하게 된 걸까? 거기에는 강박증에 대한 잘못된 이해가 가장 큰 원인이 된다. 강박증 환자는 자신이 병에 걸렸다고 생각한다. 자신에게는 문제가 없는데 강박증이라는 병에 걸려 고통받고 있다고 믿는다. 이 사실은 중요하다. 치료의 주체를 결정하기 때문이다. 치료해야 할 것은 강박 증상이지 자신이 아니라고 믿고 있다. 병에 걸렸으니 약을 먹어야 하고 약을 못 먹는 사람들은 뇌를 자극하는 치료까지 고민한다. 자신의 문제가 아니니 몸만 맡기려는 셈이다. 하지만 그런 믿음으로는 어렵다. 자신의 문제로 가져와야 한다. 몸의 문제가 아니고 뇌의 문제도 아니고 호르몬의 문제도 아니다. 그것은 결과이지 원인이 아니다. 뇌에서 해결책을 찾지 못했다면 이제 마음으로 눈을 돌려야 한다. 이런저런 치료를 해보았지만 원하는 결과를 얻지 못했고 앞으로 어떻게 치료해 나갈지 막막하기만 하다. 약해지고 자신이 없어진다. 안될 것 같고 잘못될 것 같다. 또 실패하고 말 거라고 생각하게 된다. 그런 자신에게 붙여놓은 이름, 그 이름이 바로 '실패자' 였던 것이다. 변하고 싶다면 지금 당장 그 이름표부터 과감히 떼내어야 한다. 잘못 붙여진 이름일 뿐이다.

변화를 원하는 당신이 가져야 할 새로운 이름, 그것은 바로 '능력자' 이다. 그러려면 자신이 강박증이란 병에 걸린 사람이 아니라, 강박증이 필요했던 사람임을 이해해야 한다. 어딘가에 애착하지 못해, 무언가에 알레르기가 있어 살아남기 위해 강박증을 선택했다는 것을 인정해야 한다. 그렇게도 뿌리 뽑고 싶었던 강박증은 나를 위해 일하고 있었다는 것을 알아차려야 한다. 강박증은 나를 돕기 위해 내 손을 잡아 준 것뿐이다. 비록 몇 번의 실패는 있었지만, 그것으로 자신의 모든 가능성을 부정해 버리는 것은 전혀 논리적이지 않다. 아니, 망상에 불과하다. 당신은 할 수 있다. 당신은 할 수 있는 사람이다. 할 수 있는 사람이면 거기에 맞는 이름을 가져야 한다. '실패자' 라고 믿는 사람에게 새로운 시작과 성취를 위한 도전은 있을 수 없다. 어떤가? 새로운 이름표를 달고 싶지 않은가? 변화를 원한다면 먼저 자신의 이름부터 다시 새겨야 한다. 그리고 자신을 그렇게 대하고 자주 불러주어야 한다. 그리고 믿어야 한다. 믿으면, 된다! 자, 이제 그럴 준비가 되었는가? 당신에게 근사한 '능력자' 의 이름표를 붙여주어라!

사람은 생각한 것 이상의 높은 곳으로는 오르지 못한다. 변하고 싶다면 생각을 바꿔야 한다. 그리고 새로운 이름표에 담고 새겨야 한다. 강박증에서 벗어나지 못해 강박증 환자라고 말하고 있는가? 아니다. 스스로가 강박증 환자라고 믿기 때문에 강박증에서 벗어날 수 없는 것이다. 강박증은 자신의 필요로 선택된 도구다. 도구는 필요가 없으면 쓰이지 않는다. 필요가 사라지면 강박증도 사라진다. 사라지면 당신은 행복하게 살아진다. 강박증에서 벗어나고 싶은가? 그렇다면 강박증 때문에 못 하는 사람이 아니라, 강박증이 있음에도 불구하고 할 수 있는 사람이 되어야 한다. 당신은 '실패자' 가 아니라 '능력자' 다. 잠시 강박증이라는 구름에 가려 빛을 잃고 있었을 뿐, 구름이 걷히면 다시 환하게 떠오를 태양이라는 사실을 반드시 기억하기 바란다.

굿바이 강박증, 변화의 6단계 프로세스

어떤 선택을 하느냐가 강박증인 당신의 미래를 결정짓게 만든다. 열등감을 극복하고 성장할 것인가? 아니면 열등감에 빠져 추락할 것인가? 나는 당신이 성장하는 선택을 하길 원한다. 변화의 6단계를 경험하고 한 단계씩 올라서기를 기대한다.

1. 생각의 변화

왜 이런 생각이 들지? ➡ 다른 사람들도 그런 생각이 든대 & 선의적인 의도와 목적이 있대

2. 감정의 변화

불안, 두려움 ➡ 이해하기, 받아들이기 & 조절하기(EFT)

3. 행동의 변화

강박행동 ➡ 대응행동 / 현실문제 회피 ➡ 현실문제 직면

4. 습관의 변화

(현실문제) 계속 회피하던 나 ➡ 계속 직면하는 나

5. 신념의 변화

나는 할 수 없어 ➡ 나는 할 수 있어!

6. 정체성의 변화

할 수 없는 나(실패자) ➡ 할 수 있는 나!(능력자) ➡ 당당한 나!!

당신에게는 강박증에서
벗어나야 할 간절한 이유가 있는가?
강박증에서 벗어나려면
그 이유부터 찾아야 한다!

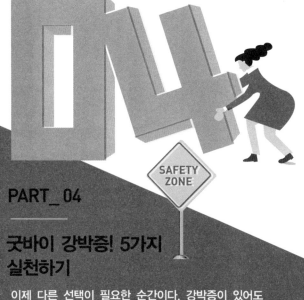

PART_04

굿바이 강박증! 5가지
실천하기

이제 다른 선택이 필요한 순간이다. 강박증이 있어도
할 수 있는 일을, 할 수 있는 만큼 하는 것에 집중해야
한다. 공부를 포기하라는 말이 아니다. 무조건적인 공
부를 멈추라는 의미다. 자신이 원하고 달성할 수 있는
목표를 세우고 그만큼만 공부하고 결과에 대해 책임질
수 있어야 함을 말하는 것이다. 굳이 공부가 아니어도
괜찮다. 그러면 바뀐다. 본질이 바뀌고 사람이 바뀌고
강박증의 의미도 바뀐다. 애써 강박행동을 하지 않으
려 노력하지 않아도 괜찮게 된다. 비로소 '위험지대'를
벗어나 '안전지대'에 머물게 된다.

도대체 왜? 누구는 할 수 있고,
누구는 할 수 없는 걸까?

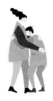

01
좋아져야 할 이유를 찾아라

변하고 싶다는 말을 입에 달고 살면서도 여전히 실천하지 않고 있는가? 어떤 사람은 변하는데, 어떤 사람은 변하지 않는 이유가 뭘까? 좋아지고 싶은 사람은 많은데 좋아져야 할 이유를 가진 사람은 드물다. 힘들고 고통스럽다고 하지만 아직 덜 힘든 거고, 견딜만해서 그런 건 아닐까?

열심히 살고 싶다고 말하지만, 한낮이 되어야 잠에서 깬다. / 날씬해지기를 바라면서 야식의 유혹에 매번 넘어간다. / 강박증에서 벗어나길 바라지만 강박행동을 멈추지 못한다.

원하지 않는다고 하면서 이런 행동을 반복하는 것은 왜일까? 나는 절실함에서 해답을 찾았다. 절실하지 않다는 건 좋아져야 할 이유를 아직 찾지 못했다는 말이다. 근데 그것이 가능해지는 때가 있다. 좋아져야 할 이유를 찾은 순간이다.

상담자 : 할머니, '네' 라고 대답해 보세요.

내담자 : 네..

상담자 : 할머니, 이제 손자 마음속에서 나가주실 수 있으세요? 할머니가 계속 거기 계시면 손자가 당당하게 살지 못합니다. 그러니 손자를 위해 이제, 그만 나가주시겠어요?

내담자 : 저도 그러고 싶은데.. 우리 아이가 걱정이 되네요.. 내가 옆에서 지켜봐 주고 힘이 되고 싶은데.. 그냥 있으면 안 될까요?

상담자 : 그렇게 되면 손자는 약해지고 어려운 순간에 스스로가 문제를 해결하기보다 자꾸 할머니를 찾고 기대려고 할 겁니다. 그러니 손자는, 당당한 사람이 되도록 제가 도와줄 테니 저를 믿고 이제, 그만 나가주실 수 있을까요? 그것이 손자를 위한 일입니다.

내담자 : 네.. 알겠습니다.. 손자를 위한 일이라면 무엇이든 할 수 있지요.. 이제 그만 나가겠습니다.

상담자 : 좋습니다. 이제 하늘 문이 열리고 광명의 빛이 내려오는 것을 상상합니다. 하나, 둘, 셋! 하면 그 빛을 타고 손자의 마음에서 빠져나갑니다. 아주 강력한 흡입력에 이끌려 하늘로 올라가는 겁니다. 준비되셨나요?

내담자 : 네.. 준비됐어요.

상담자 : 좋습니다. 이제 B군, 대답해보세요.

내담자 : 네..

상담자 : 할머니가 마음속에서 빠져나와 하늘로 올라가신다고 합니다. 할머니가 그 문을 통과해서 사라지는 모습을 끝까지 지켜보고 시야에서 완전히 사라졌으면 얘기해주세요.

내담자 : ...... 네.. 할머니 가셨습니다..

이런 노래 가사가 있다. '내 속엔 내가 너무도 많아서 당신의 쉴 곳 없네..' 이처럼 우리 속에는 여러 가지 마음이 섞여 있다. 누군가를 사랑하는 마음, 미워하는 마음, 그리워하는 마음, 잘하고 싶은 마음, 인정받고 싶은 마음 등이 담겨 있다. 이런 마음을 NLP에서는 '분아(分我)'라고 한다. 내 안에 있는 또 다른 나를 말하는 것이다. 강박증도 이런 분아의 하나로서 존재할 때가 있다. 그러므로 분아를 하나의 인격체로 간주하고, 은유적 치유의 대상으로 삼는 것은 아주 효과적이다.

B군은 확인 강박증이 있어 나를 찾아왔다. 평소엔 그럭저럭 지내는데 시험을 앞두면 확인 행동이 심해져 불안하다고 했다. 하지만 불안이 긍정의 역할을 하기도 했다. 왜냐면 오히려 더 꼼꼼히 챙기고 공부할 수 있게 도와줬기 때문이다. 잘하고 싶은 순간에 찾아와 잘할 수 있도록 챙겨주고 응원해주는 역할을 했던 것이다. 하지만 강박증 도움 없이 주도적으로 공부하고 싶어 치료하기로 마음먹었다고 한다.

상담자 : 좋습니다. 이제 강박증을 하나의 분아로 인정하고 온몸으로 느껴보도록 하겠습니다. 강박증이 자신의 몸 어디에서 느껴지는지 집중해 보세요. 편안하게 호흡하면서 느껴봅니다. 어딘가요?

내담자 : 음... 어깨 부분인 것 같습니다...

상담자 : 오른쪽인가요, 왼쪽인가요?

내담자 : 왼쪽입니다.

상담자 : 크기와 모양은 어떤가요? 그리고 어떤 느낌이 들고 온도는 얼마나 되나요?

내담자 : 손바닥 크기에.. 공 모양입니다. 물렁물렁해서 편안한 느낌이 들고.. 아주 따뜻해요..

상담자 : 네.. 알겠습니다. 이제 그 속으로 한번 들어가 보도록 하겠습니다. 준비되셨죠? 하나, 둘, 셋! 자, 거기서 주변 분위기를 느껴봅니다. 그리고 무엇이 보이는지, 어떤 생각이 드는지, 자유롭게 느껴 보세요.. 무언가 떠오르는 게 있으면 얘기해 주세요.

내담자 : 네... 저기 누가 서 있어요.. 조금 더 다가가면 볼 수 있을 것 같아요.

상담자 : 네.. 다가가서 누군지 확인해 볼까요?

내담자 : 네... (조금씩 다가서더니).. 돌아가신... 할머니예요.. 할머니가 계세요..

B군은 눈물을 흘렸다. 그곳에서 할머니를 만나다니 조금 당황스러워했다. 할머니는 장손이었던 B군을 아껴주셨다. 원하는 것이 있으면 다 해주셨고 안 된다고 말씀하실 때가 없었다. 걱정이 있을 때 도움을 청하면 언제나 따뜻하게 위로해주고 힘이 되어 주셨다. 그런 할머니셨는데.. 지난가을 갑자기 돌아가시게 된 것이다. 임종도 제대로 보지 못한 B군은 할머니에 대한 그리움이 컸다고 한다.

 상담자 : B군, 할머니 한번 불러 볼 수 있겠어요?
 내담자 : 네.. 할머니... (B군은 계속 눈물을 흘리고 있었다.)
 상담자 : B군, 할머니께 우선 고맙다는 말부터 해야 할 것 같아요..
 내담자 : 네? ...
 상담자 : 할머니가 걱정되어서 B군 마음속에 계속 계셨나 봐요. 시험을 앞두고, 걱정하고 불안해하니까 힘이 되어주려고 계셨던 거네요.. B군은 불안해했어도 강박증 덕분에 항상 좋은 결과를 얻을 수 있었으니까요.. 마치 힘들 때 할머니가 응원해줘서 힘이 되었던 것처럼요.. 그러니 할머니께 고맙다는 말, 해줄 수 있겠어요?
 내담자 : 네.. 그런 것 같습니다.. 할머니... 고마워요.. 할머니가 저 도와주려고 그러셨군요.. 할머니 덕분에 시험도 잘 봤고 다 잘 된 것 같아요..
 상담자 : 좋습니다. 이제 B군 마음속에 있는 할머니, 대답해 보세요.

내담자 : 네...

상담자 : B군이 하는 말 들으셨죠.. B군이 할머니께 감사하다고 합니다. 할머니 덕분에 다 잘 끝냈다고 얘기하네요.. 할머니도 B군에게 하고 싶은 말이 있을까요?

내담자 : 네.. 손자야.. 혼자서 꿋꿋이 열심히 살고 있는 모습 보니까 너무 든든하구나. 잘 해줘서 고맙고 얼마나 자랑스러운지 몰라. 잘 될 거니까.. 걱정 마..괜찮아..

상담자 : 네.. 좋습니다. 근데.. 할머니.. 할머니가 계속 여기 계시면 B군이 당당하게 살지 못할 겁니다. 힘들 때마다 할머니한테 기대고 싶어서, 좋은 말 듣고 싶어서, 의지하고 싶을 테니까요.. 그러니 이제 B군 마음속에서 나가 주실 수 있을까요?

내담자 : 네.. 손자를 위한 일이라면 무엇을 못하겠어요.. 하겠습니다. 나가겠습니다.

상담자 : B군, 들었죠? 할머니가 이제 나가신다고 합니다. 마지막으로 할머니께 하고 싶은 말이 있으면 해 주세요..

내담자 : 할머니.. 이제 좋은 곳에 가서 편하게 쉬세요. 저는 당당한 사람이 되도록 노력할게요. 그리고 할머니가 바라는 대로 꼭 훌륭한 사람이 되겠습니다. 약속할게요.. 사랑해요.. 할머니..

B군은 할머니와 약속했다. 이제 강박증 도움 없이 스스로 열심히

해보겠다고, 그래서 할머니에게 자랑스러운 손자가 되겠다고 말이다. B군에게 좋아져야 할 이유가 생긴 순간이었다.

하고 싶다면 해야 하는 한 가지 이유를 찾아라. 그러지 못하면, 할 수 없는 수천 가지의 이유들에 파묻혀 버리게 된다. 자신이 원하는 것을 이루고 누리는 사람들은 이유가 있었기 때문이다. 지금 만일 어떤 일이 잘 풀리지 않고 있다면 의지를 불태우려 하지 마라. 대신, 그 일을 꼭 해야 하는 이유부터 찾아보아라. 이유가 있으면 바뀐다. 이유를 찾아내면 핑계가 사라진다.

강박증 때문에 일을 할 수 없고 돈을 벌 수 없다는 사람이 많다. 정말 강박증 때문일까? 찾아보면 강박증이 있어도 할 수 있는 일은 많다. 하지만 그런 일에는 관심이 없다. 아니, 관심을 가지지 않아도 됨을 알고 있는 것 같다. 일을 못 해 답답하고 부모님 뵐 면목도 없다고 하면서 꼼짝은 하지 않는다. 왜일까? 누군가가 대신해주기 때문이다. 일하지 않아도, 돈 벌지 않아도 당장 아무 일도 생기지 않는다. 집세를 못 내 길바닥으로 나앉는 것도 아니고 부양해야 할 가족이 있는 것도 아니다. 냉장고를 열면 먹을 것이 가득하고 솥에는 항상 따뜻한 밥이 가득하다. 열심히 살지 않아도 부모님이 열심히 살아 주신 결과로 혜택을 누리고 그 패턴에 습관이 들어버렸다. 그럴 때면 나는 이런 상황을 가정하고 질문한다. 만일 부모님이 불의의 사고로 당신을 책임질 수 없게 된다면 어떻게 하겠습니까? 먹을 것도 없고, 돈도 없고, 누구 하나 관심 가져 줄 사람도 없다면 그때는 어떻게 할 건가요? 그때도 강박증을 원망하며 아무 일도 하지 않고 방에서만 지낼 건가요? 만일, 이 질문에 '네' 라고 대답한다면 나는 아무것도 해줄 게 없다. 하지만 "그런 상황이라면.. 강박증이 있어도 먹고는 살아야 하니까 무슨 일이든 하려고 하지 않을까요?"라고 말한다면 나는 다시 묻고 싶다. 그때는 가능해지는 일이 어떻게 지금은 안 되는 건지를 말이다. 이유가 없어서다. 처음부터 좋아질 마음을 먹지 않았고 말로만 좋아지고 싶다고 해왔을 뿐이다. 좋아지고 싶다면 이유를 찾아야 한다. 막연한 바람만으로는 안된다. 절실한 이유를 찾고 반드시 그렇게 하겠다는 마음을 먹어야 한다.

"소장님! 저는 정말 아무것도 할 수 있는 게 없어요! 지난주에도 좋은 기회가 있었는데 강박증 때문에 선뜻 선택을 못 하고 결국 포기해 버리고 말았습니다. 그러니까 더 우울하고 의욕이 없고 강박 증상은 더 심해지는 것 같아요. 어떻게 하면 좋을까요?"

오염 강박증으로 외출을 어려워했던 한 내담자, 강박증 때문에 포기할 수밖에 없었다는 그 일은 그녀에게 간절한 일은 아니었다. 간절하다는 건 '하면 좋고 안 하면 어쩔 수 없는' 일이 아니다. 간절한 일은 '하지 않으면 안 되는 일'이다. 결국, 강박증 때문이 아니라 '간절함의 부재'가 시작도 하지 못하고 포기하게 만든 셈이다.

강박증이 있지만.. 강박증 때문에 자신 없지만.. 그럼에도 불구하고.. 반드시 해야만 하는 이유, 그 동기부여가 꿈쩍하지 않던 한 사람을 움직이게 한다.

당신에게는 강박증에서 벗어나야 할 간절한 이유가 있는가?
강박증에서 벗어나려면 그 이유부터 찾아야 한다!

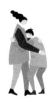

02
결심하지 말고 결단하라

새해가 되면 누구나 이런저런 계획을 세운다. 떠오르는 태양을 보며 의지를 불태운다. 금연을 하겠다, 다이어트를 하겠다, 올해는 꼭 결혼을 하겠다고 마음 먹는다. 어제는 되지 않았지만, 새해라는 분위기에 휩쓸려 일단 그럴듯한 계획부터 세우고 본다. 1달이 지났다. 과연 새해 첫날의 다짐은 아직도 유효할까? 태양에 다짐했던 약속은 잘 지켜지고 있을까? 어쩌면 계획조차도 잊어버렸을지 모른다. 적당히 타협하면서 별다른 계획 없이 살았던 예전의 일상으로 돌아가 있을지도 모른다. 많은 사람들의 다부진 계획은 어떻게 꺾여 버리게 된 걸까?

"외부에서 힘이 가해지지 않는 한 모든 물체는 자기의 상태를 그대로 유지하려고 한다."

뉴턴의 제1운동 법칙인 '관성의 법칙'에 대한 사전적 정의다. 정지

한 물체는 영원히 정지한 채로 있고 싶어 하고 운동하던 물체는 같은 속도와 방향으로 계속 움직이려고 한다. 버스가 급정거하면 몸이 앞으로 쏠리고, 브레이크를 밟아도 차가 바로 멈추지 않고 밀려 나가는 것을 말한다. 이와 같은 현상은 우리 삶에도 그대로 적용된다. 인간은 습관의 동물이다. 습관은 오랫동안 반복한 결과로써 무의식적으로 하고 있는 행동을 말하는데 그리 큰 에너지를 필요로 하지 않는다. 인간은 효율을 추구하기 때문에 적은 에너지로 큰 효과를 얻고 싶어 한다. 이렇듯 해오던 일은 그대로 계속하는 것이 편하다. 무언가를 바꾸려 들면 기존의 패턴을 깨어야 하고 그 과정에서 큰 힘이 필요하게 된다. 인간이 변화를 힘겨워하는 이유가 여기에 있다. 하지만 사람은 너무 쉽게 변화를 꿈꾸고 계획한다. 단순히 어떻게 되고 싶다는 바람만 있지, 어떻게 실현할 것인가에 대해서는 진지하게 고민하지 않는다. 마음만 먹고, 포기하고를 반복한다. 결심만 남발하고 있는 것이다.

미국 서부지역 한 등산가의 이야기다. 하산하다 굴러 내려온 바위에 깔려 그 틈에 손이 끼이게 되었다. 벗어나려 발버둥 쳤지만 아무 소용없었다. 그대로 있다 보면 누군가 구해주겠지, 발견하겠지 하는 마음으로 기다렸다. 시간이 흘렀고 어두워지고 기온은 떨어져 갔다. 비상식량으로 준비했던 음식으로 허기를 달래다 오늘 밤이 지나면 빠져나갈 수 있을 거란 믿음으로 밤을 보냈다. 아침이 됐다. 여전히 혼자다. 바위에 깔린 손은 이제 무감각해져 가고 식량도 얼마 남아 있지 않다. 등산가는 불안했다. 살고 싶다는 마음이 간절해지자 바위의 무게감은 견딜 수 없이 커져갔다. 칼을 꺼냈다. 눈을 질끔 감았다. 팔을 절단하기로 결단한 것이다. 하지만 피가 터져 나오고 참을 수 없는 고통 앞에서 포기할 수밖에 없었다. 또 하루가 지났다. 이제 더는 견딜 수 없었다. 이렇게 죽을 수 없다는 생각이 밀려왔다. 등산가는 다시 한번 독한 마음을 먹었다. 살점을 파고들고 뼈를 깎는 고통을 참아냈다. 이윽고 한쪽 팔이 몸에서 떨어져 나갔고 자신은 바위틈에서 떨어져 나왔다. 손목 하나를 잃었지만 소중한 목숨을 지킬 수 있게 된 것이다. 살아야겠다는 절박한 목표가 있었기에 결단할 수 있었고 실행에 옮길 수 있었다.

변화를 원하는가? 그렇다면 결심만으로는 안 된다. 그저 어떻게 되고 싶다는 어설픈 바람만으로는 안 된다. 분위기에 휩쓸려 그러면 되지 않을까? 하는 근거 없는 희망은 오래가지 못한다. 하나를 얻으려면 하나는 내어놓아야 하고 원하는 것이 있다면, 포기하는 것도 있어야 한다. 결심을 했다면, 그에 따른 '결단'이 필요한 이유다. 여태까지 무수한 계획을 세웠지만 실패했다면 혹시 결심만 해왔던 것은 아닌지 의심해보기 바란다. 이제 결심이 아닌 결단을 해야 할 순간이다. 독한 마음을 먹고 비장한 각오를 내어야 한다. 되면 좋고 아니면 말고 하는 말랑말랑한 마음먹기가 아니기 때문이다. 습관을 바꾸는 일이고 하지 않았던 일을 하겠다는 약속이다. 낯설고 불편해짐을 감수하겠다는 다짐이다. 쉬운 일이 아니다. 자연 현상을 거스르고 흐르는 강물을 거꾸로 올라가는 일처럼 고된 일이다. 진정 원하는 것을 얻을 수만 있다면 그 무엇이라도 잘라낼 수 있다는 굳은 의지, 결단의 의지가 있어야 한다.

　강박증인 사람은 강박증일 수밖에 없는 패턴이 있다. 정작 자신은 강박증이어서 어쩔 수 없이 그러고 있다고 생각한다. 강박증 때문에 못 하는 게 무엇인가? 강박증을 원망하면서 지금도 이렇게 행동하고 있지는 않은가? 아래 경우를 보고 판단해 보자.

＊늦게 자고 늦게 일어난다.

＊오랫동안 누워 있고 잘 움직이지 않는다.

＊외출을 싫어하고 어떤 운동도 하지 않는다.

＊친구들을 만나지 않고 가능하면 혼자 지내려 한다.

＊좋은 일이 있어도 좋아하지 않는다.

＊자신에 대해 '부족하다, 못났다' 라고 생각하고 거기서 벗어나지 못한다.

＊하고 싶은 일이 있어도 쉽게 포기해 버리고 아무것도 시도하지

않는다.

＊여전히 강박행동을 반복하고 있다.

이런 행동에서 얼마나 자유로운가? 위의 내용이 당신이 포기해야 하는 일이다. 변하겠다고 결심하고 과감히 끊어내어야 하는 결단의 내용들이다. 좋아지고 싶다는 결심은 누구나 할 수 있지만, 포기하겠다는 결단은 아무나 할 수 없다. 결심에서 결단으로 이어지는 사람만이 변화의 주인공이 된다.

그렇다면 어떻게 결단할 수 있을까? 심리학에 '혐오적 조건형성'이라는 것이 있다. 특정한 대상에 대해 가지고 있는 정서를 더럽고 불쾌한 자극과 짝지어 혐오스럽게 만드는 것을 말하는데, 원하지 않는 것을 끊어내고 원하는 것을 선택하기 위한 도구로 활용된다. 예를 들어 술에 중독된 사람은 술이 너무 좋은 사람이다. 너무 좋아 강력하게 끌어당기고 있는 사람이다. 이 사람이 술을 끊으려면 어떤 상태가 되어야 할까? 술이 싫어져야 하고 혐오스럽게 느껴져야 한다. 그래야 술로부터 멀어질 수 있다. 술을 오줌이라고 생각한다면 그렇게 끔찍하게 끌어당기지는 않을 테니까 말이다. 강박증에서 벗어나고 싶다면, 어떤 상태가 되어야 할까? 그렇다. 위의 행동들을 싫어하고 혐오스럽게 느껴야 한다. 늦게 자고 늦게 일어나는 것을 혐오해야 한다. 외출을 싫어하고 어떤 운동도 하지 않는 것을 혐오해야 한다. 친구들을 만나지 않고 가능하면 혼자 지내려는 것을 혐오해야 한다. 자신에 대해 '부족하다, 못났다' 라고 생각하는 것을 혐오해야 한다. 그리고 하고 싶은 일이 있어도 쉽게 포기하고 아무것도 시도하지 않음을 혐오해야 한다. 그리고 여전히 강박행동을 반복하는 것을 혐오해야 한다. 뱀이 있다. 어떤가? 사랑하는가? 혐오하는가? 어떻게 할 것 같은가? 다가갈 건가? 멀어질 건가? 좋다면 가까이 둘 것이고 싫다면 멀리 떨어질 것이다. 싫다고 하면서 도망치지 않는 것은 싫어하는 것인가? 좋아하는 것인가?

강박증에서 벗어나고 싶다면 그대로 있어야 할까? 그것으로부터 멀어져야 할까? 강박증은 당신을 무너뜨린 원인이 아니라 무너진 당신이 선택한 도구일 뿐이다. 강박증에서 벗어나고 싶다면, 강박증이 생기면서 습관이 되어 버린 우울한 일상을 포기할 수 있어야 한다. 지금까지 즐겨 했던 그 어떤 것이라도 단절하겠다는 굳은 각오가 있을 때 사람은 변한다.

지긋지긋한 강박증에서 정말 벗어나고 싶은가?
그렇다면 먼저 이해하라, 강박증은 원인이 아니라 결과라는 것을!!
그런다음 즉시 결단하라, 강박증이어서 해오던 것들을 과감히 끊어내겠다는 것을!!

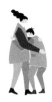

03
할 수 있는 것에 집중하라

"내가 해냈다, 내가 숯불 위를 걸었다!!"

여기저기서 박수 소리와 환호성이 터져 나왔다. 사람들은 함께 소리 지르며 서로를 안고 감격했다. 경험해 보지 않은 사람은 이해할 수 없을 벅찬 자부심과 성취감에 도취 되어 있었다. 숯불 주위에는 수백 명의 사람이 모여 있었고 강렬한 비트의 음악이 굉음처럼 들려 왔다. 사람들은 한데 어울려 춤추고 있었다. "내 몸은 스스로를 보호하기 위해, 필요하다면 무엇이든 할 겁니다." 연단에 선 진행자가 이들에게 반복해서 외치고 있었다. 참가자들은 그 말이 진실인 듯 맨발로 숯불 위를 성큼성큼 걸어갔다. 그런데 아무도 발을 데지 않았다. 숯불의 온도가 자그마치 1000도를 넘고 길이도 10미터나 됐는데도 말이다. 어떻게 이런 일이 가능했을까? 숯불 걷기의 기적이 일어나도록 이끈 사람은 바로 '앤서니 라빈스'다. 최고의 동기부여 강사로 세계에서 가장 유명한 자기개발 워크숍 운영자이기도 하다. 그에게는 특별한 초능력이 있었던 걸까? 숯불 위를 걸으라고 하면 누구나 주저하기 마련이다. 다른 누군가가 성공했다고 해도 쉽게 용기 내지 못할 일이다. 숯불 걷기를 가로막고 사람들을 뒷걸음치게 만드는 것은 바로 두려움 때문이다. 숯불은 두려움의 상징이 된다. 삶에 비유하면 인생에서 만나게 될 장애물을 의미한다. 어떤 사람은 장애물을 뛰어넘지만, 대다수는 걸려 넘어지고 그 자리에서 다시 일어서지 못하게 된다.

FEAR(False Evidence Appearing Reality). 사실처럼 보이는 거짓된 증거

두려움을 풀어 쓰면 이런 의미가 된다. 사실처럼 보이지만 사실이 아니다. '할 수 있다' 라는 믿음이 있고, 요령만 알면 누구나 숯불 위를 걸을 수 있지만, 사람들은 믿지 않는다. 안 될 것 같고 잘못될 것 같은 환상에 사로잡힌다. 결국, 아무것도 하지 않고 하지 않을 이유를 찾게 만든다. 이런 두려움은 어디서 오는 걸까?

의자가 하나 있다고 상상해 보자. 그 의자 위에 올라선다. 높이는 50cm밖에 되지 않는다. 그곳에 서 있는 자신을 느껴보라, 어떤가? 아마 그 정도 높이에서는 별다른 느낌이 들지 않을 것이다. 자 이제 가볍게 몸을 흔들어 춤을 춘다고 상상해 보자. 괜찮은가? 이 역시도 큰 불편함은 없을 것이다. 좋다. 이제 의자의 높이를 1m로 높여보자. 그곳에서도 편안하게 춤출 수 있을지 느껴보자. 차이가 있는가? 그다음

에는 3m, 5m, 10m 높이로 올라간다고 상상해 보자. 10m 높이에서도 편안하게 춤출 수 있겠는가? 높아질수록 두려움은 증폭된다. 왜 그럴까? 의자의 면적은 변하지 않고 동일한데도 말이다. 50cm에서 되었다면 10m에서도 편안함을 느껴야 하는 게 아닌가? 도대체 왜 이런 현상이 일어날까? 의자의 엉덩이가 닿는 부분을 생각해 보자. 그곳에 서 있는 일은 춤을 춰도 될 만큼 안전하다. 하지만 땅에서 가까울 때만 해당되는 일이다. 어쨌든 이 부분을 '안전지대'라고 하자. 자, 이제 높이가 점점 올라간다. 1m씩 올라가면서 당신의 불안지수도 상승할 것이다. 이제 더이상 안전을 보장받을 수 없다는 느낌이 들지 않는가? 딛고 서 있는 곳보다는 추락할지도 모를 아득한 저 밑이 더 크게 느껴질 것이다. '안전지대'에서 안전하기를 원하면서도 마음은 자신이 원하지 않는 곳, '위험지대'에 사로잡히고 마는 것이다. 두려움은 이때 발생한다. 원하는 것이 있다면 원하는 것에 집중해야 한다. 원하는 것에서 시선을 떼지 말아야 한다. 두려움을 느낀다는 것은 원하는 것이 아닌, 원하지 않는 것에 집중했기 때문이다. 원하지 않지만 자기도 모르게 원하지 않는 것에 집중하게 된 것이다.

위험지대를 벗어나 안전지대로 넘어 오라

강박증이 있는 사람은 불안하고 불행함을 느낀다. 안전지대가 아닌 위험지대에 있기 때문이다. 강박증에서 벗어나고 싶다고 말하면서 안전지대로 이동하지 않는다. 안전하지 않은 곳에 있으면서 불안하다고 하소연한다. 그렇다면 강박증이 있는 사람에게 안전지대와 위험지대는 어떻게 구분될까? 먼저, 위험지대에 대해 알아보자. 강박증이 있는 사람에게 자주 듣는 말이 있다. 회사를 갈 수 없다, 공부를 할 수 없다, 집안일을 할 수 없다, 사람을 만날 수 없다 등이 그런 말들이다. 그리고 이 말의 앞에 어김없이 등장하는 문구가 있는데 바로 "강박증이 있어서" 그렇다는 말이다. 강박증은 이런 믿음을 감쪽같이 사실로 받아들이게 만든다. 하지만 이런 생각은 위험하다, 행복과는 한참을 멀어지게 만든다. 그렇다면 안전지대로 인도할 생각은 어떤 걸까? 우리는 강박증이 있어도"라는 말을 선택해야 한다.

(위험지대)　　　　　　　　(안전지대)

강박증이 있어서 할 수 없다　→　강박증이 있어도 할 수 있다

　여기 강박증이 있어서 공부를 못하는 학생이 있다고 하자. 이 학생의 바람은 강박증에서 벗어나 원하는 공부를 원 없이 할 수 있게 되는 것이다. 그러지 못하는 이유는 단 하나, 강박증 때문이다. 이 프로세스는 지독한 믿음이 되어 기승전 강박!!으로 이어지는데 이런 **상황이 '위험지대'가** 된다. 소질이 없는 공부에 집착하고 있거나 시험결과에 너무 연연해 힘이 잔뜩 들어가 있는 경우이다. 한마디로

공부가 부담스러운 상황이라고 할 수 있다. 모든 일에는 능력이 필요하다. 능력이 있으면 잘하는 거고, 없으면 못하는 거다. 이것은 지극히 당연한 사실인데 공부의 경우에는 이를 인정하지 않으려 한다. 공부에 소질이 있는 사람이 있다. 공부를 재미있어하는 사람 말이다. 재미가 있으니 억지로 노력하지 않아도 쉽게 집중할 수 있고 오래 할 수 있다. 그러면 당연히 잘하게 된다. 그런데 재미는 없는데 다른 의도가 있는 사람이 많다. 관심받고 싶어서, 인정받고 싶어서, 잘하고 싶어 한다. 그런데 재미있지가 않으니 억지로 하게 되고, 오래 해야 하니 힘들어진다.

그리고 시험불안도 마찬가지다. 시험 잘 보는 것을 걱정하는 사람은 아마 없을 거다. 문제는 시험을 못 보았을 때 발생한다. 시험을 못 보면 무슨 일이 일어날까? 시험을 못 보면 ~~ 할까 봐 불안해진다. 여기 ~~에 들어가는 것을 찾아보면 범인을 찾을 수 있다. 부모님이 실망할까 봐, 친구들이 무시할까 봐, 경쟁에서 뒤처질까 봐. 그런 상황이 현실이 될까 봐 불안을 느끼는 것이다. 아직 일어나지 않은 일을 두고 미리 불안해하는 것이다. 이를 예기불안이라 하는데 마치 공황장애 환자들이 언제 공황발작이 있을지 몰라 항상 불안해하는 것과 같다. 그럴 수밖에 없는 일이기도 하다. 학생의 본분은 공부인데 잘하면 칭찬받고, 못하면 무시당한다. 그러므로 공부는 학생의 자존감과 직결된다. 무시당하는 것을 즐기는 사람은 없기에 무시당하지 않으려 노력한다. 그런데 내가 무시당하는 것을 나보다 더 고통스러워하는 사람이 있다. 부모님이다. 점수 하나, 석차 하나를 두고 극도로 예민해 한다. 자신의 성적에 따라 부모의 일희일비가 결정되는 것을 보고 부담을 느끼지 않을 사람이 어디 있을까?

이럴 때 공부를 못하는 이유가 자신의 무능함으로 귀결되면 비참해질 수밖에 없다. 이 순간, 강박증은 아주 좋은 소스가 된다. 강박증 때문에 공부에 집중할 수가 없다! 라고 하면 감쪽같이 자신에게 이로운 방향으로 상황을 몰아갈 수 있다. 공부를 안 해도 되고 비난받을 일도 없어지기 때문이다. 이 모든 덤터기를 강박증에 대신 씌워 놓은 채 말이다. 자신이 원하는 바를 가장 빨리 얻을 수 있는 방법이 무언지를 알게 되는 것이다. 하지만 이 과정은 무의식적으로 이루어지기에 학생이 일부러 꾀병을 부리는 것이 아님을 반드시 인지해야 한다. 당사자 역시 강박증 때문에 공부가 안된다는 사실을 100% 믿을 때 이 프로세스가 완벽하게 작동된다. 그러니 감쪽같이 은폐되는 것이다.

강박증이 있는 당신은 이와 같은 '위험지대' 에 머물고 있다. 그럼에도 지금 있는 곳이 어떤 곳인지 알지 못한다. 그러니 의심하지도 못하고 힘들다 하면서 계속 그곳에 있어야만 하는 것이다. 굿바이 강박증 하고 싶은가? 그렇다면 그곳을 벗어나 '안전지대' 로 넘어와야 한다. 그 방법이 뭘까?

첫째, 자신이 세운 목표를 다시 수정해야 한다. 자신이 원하는 정도와 자신이 할 수 있는 정도를 비교해 보도록 한다. 대개의 경우 실현 불가능한 목표를 세워놓고 자신을 궁지로 몰면서 괴롭힌다. 기억하자! 바람은 바람일 뿐이다. 자신을 잘 알고 자신에게 맞는 계획을 다시 세워야 한다. 무조건 잘하면 좋은 것이 아니라 자신에게 필요한 정도가 어디까지인지를 알고 그것을 목표로 노력해야 한다. 계획을 수정하는 것은 자신이 열등해서가 아니라 자신의 소질과 적성을 제대로 파악했기에 가능해지는 지혜로운 작업으로 인식해야 한다.

둘째, 시험불안은 시험결과에 대한 책임을 스스로가 지겠다는 다짐이 있을 때 극복할 수 있다. 취준생이나 공시생의 경우 부모의 지원을 받고 있을 가능성이 크다. 그러니 빠른 시간 안에 원하는 결과를 얻고 합격해야 한다는 부담을 갖게 된다. 조급해지는 것은 당연한 일이다. 하지만 실패는 일어나서는 안 되는 일이 아니라 일어날 수도 있는 일이다. 그러므로 실패를 감안하고 계속 부모님의 지원을 받을 건지, 아니면 스스로가 재도전의 기회비용을 책임질 건지에 대해 결정해놓아야 한다. 만일 부모의 도움을 받지 않고 경제적 독립을 결심한다면 비록 몸은 더 고달파지겠지만 실패에 대한 부담은 훨씬 덜어낼 수 있을 것이다. 부모는 아무 조건 없이 지원한다고 해도 사람 마음이 그렇지 않다. 분명 본전 생각이 나게 마련이다. 자녀가 열심히 하지 않거나 원하는 결과를 얻지 못하면 자신도 모르게 잔소리를 하게 된다. 도움받은 입장에서는 당연히 눈치 보고 주눅들 수밖에 없는 상황이 되는 것이다. 이것은 어른이 되는 과정이기도 하다. 부모의 도움이 있을 때 취업에 성공하면 더할 나위 없겠지만 세상일이 뜻한 대로 잘되지 않는다. 당당해지고 싶다면 부모의 지원을 스스로 끊고 자신의 능력으로 기회비용을 충당해 나가겠다는 마음을 내길 바란다. 그러면 시험불안은 훨씬 줄어들 것이다.

그런데, 이렇게 설명해도 관점의 전환 없이 의지만으로 강박증을 통제하려는 사람이 있다. 마음의 문제가 아니라 여전히 강박증이라는 질병의 문제로 인식하고 있는 경우다. 오로지 관심사는 강박 증상의 제거가 된다. 그러면서 이렇게 묻는다. "강박증 때문에 공부가 안되는데.. 어떻게 하면 잘할 수 있을까요?" 이 말은, "강박증만 없으면 공부를 잘할 것 같은데 어떻게 하면 강박증만 없앨 수 있을까요?"라고 묻는 것과 같다. 그러면 나는 이렇게 대답한다. "방법이 없습니다. 효율이 오르지 않더라도 피해를 감수하고, 할 수 있는 방법으로, 할 수 있는 만큼만 하는 방법밖에는 없습니다."라고 말이다. 어떻게든 강박증만 도려내어 문제를 해결하려 한다면 지금 빠져있는 늪에서 벗어날 수 없다. 이 또한 한방을 노려서는 안 된다. 시간이 필요하고 해결의 방향을 찾을 때까지 효율이 떨어지는 피해를 감수해야 한다.

강박증은 암이다

나는 강박증을 암에 비유하곤 한다. 암의 고통만큼 치명적이기 때문이다. 당신이 만일 암에 걸린다면 일상은 어떻게 바뀔까? 우선 할 수 없는 일이 많아진다. 별문제 없이 해오던 일들이 어려워지기 시작한다. 하지만 그걸 문제 삼고 치료를 미루는 사람은 없다. 어떻게든 살기 위해 할 수 있는 모든 노력을 강구할 것이다. 얼마의 비용이 들고 기간이 얼마나 걸리는 가가 선택을 막는 장애가 되지 못한다. 암에 걸렸기 때문에 당연히 감당해야 하는 것으로 인정하기 때문이다. 그런데 그걸 부정하고, 포기해야 할 것을 포기하지 못하면 힘들어지기 마련이다. 건강을 얻기 위해서는 포기해야 하는 일이 반드시 생긴다. 그러므로 불편해짐을 인정하고 어떻게든 암의 치료를 최우선 과제로 올려놓아야 하는 것이다.

그런데 강박증이 있는 사람은 암 못지않은 고통을 호소하면서도 정작 반응은 감기 취급한다. 해오던 일을 계속 유지하고 싶어 한다. 멈춰 서지 않으려 한다. 또한 비용도 많이 들고 싶어 하지 않는다. 최소의 비용으로 어떻게든 빨리 좋아지는 방법에만 관심이 많다. 바람이 크면 그만큼 특별하게 대해야 하는데 고통만 크지 감수해야 하는 피해는 극도로 싫어한다. 강박증이 극심해도 공부는 여전히 잘하길 원하고 원하는 목표도 차질 없이 이룰 수 있기를 바란다. 그런 믿음으로는 강박증에서 벗어나기 힘들다. 강박증이라면 강박증 때문에 생기는 피해를 인정해야 한다. 공부에 집중할 수 없는 지금은 공부 효율을 올려야 할 때가 아니다. 챙겨야 할 것은 공부가 아니라 공부에 문제가 생긴 자신이다. 공부는 그다음임을 반드시 명심해야 한다.

암에 걸렸다면 우선 암을 치료해야 한다. 암은 생활습관의 병이다. 매사에 완벽을 추구하고 사소한 실수나 실패를 인정하지 못할 때, 그리고 자신의 생각과 감정을 표현하는 것에 서툴고 주위 사람의 인정과 평가에 과도하게 집착할 때 발병 가능성이 커진다. 이런 경향은 마음을 불안하게 하고 우리 몸속 세포와 DNA 구조에도 필요 이상의 긴장을 유발하게 만든다. 그 결과가 암으로 나타나는 것이다. 그러므로 암은 심리적 자살이라고도 할 수 있다. 나는 강박증 역시 제한적 신념이 만들어 낸 마음의 암이라고 생각한다. 그러므로 강박증으로 고통받고 있다면 암에 걸려 투병하고 있다고 전제해야 한다. 강박증을 암처럼 특별하게 대해야 한다. 그리고 강박증부터 먼저 치료하겠다고 마음먹어야 한다. '강박증 때문에 공부가 안된다!' 라는 믿음은 '강박증 치료할 때까지 그 피해를 기꺼이 감수하겠다!' 라는 믿음으로 대체해야 한다. 어떻게든 빨리 강박증을 덜어내서, 어떻게든 빨리 예전의 생활습관(생각, 행동, 신념)으로 돌아가는 것이 목표인가? 그렇다면 그것부터 수정해야 한다. 그런 믿음으로는 치료가 힘들 뿐만 아니라 언제 또 재발할지 모를 리스크를 떠안게 된다. 왜냐면 강박증은 자신에게 맞지 않는 생활습관이 만든 병인데 여태까지 해 온 방식을 고집하면서 완치를 기대하는 것은 불가능한 일이기 때문이다. 자신의 가능성을 제한하는 부정적인 신념을 수정하고 생활습관(생각, 행동, 신념)을 바꿔 나가야 한다. 그래서 '굿바이 강박증' 하게 되면 그때, 자신에게 맞는 공부를 자신 있게 하면 된다. 그때까지는 조급함을 각별히 경계하면서 있는 그대로의 자신을 이해하고 받아들이는 노력을 해나가야 한다. 무한한 가능성이 열려 있고 꿈이 많던 예전의 자신을 회복해 나가야 한다.

이제 다른 선택이 필요한 순간이다. 강박증이 있어도 할 수 있는 일을, 할 수 있는 만큼 하는 것에 집중해야 한다. 공부를 포기하라는 말이 아니다. 무조건적인 공부를 멈추라는 의미다. 자신이 원하고 달성할 수 있는 목표를 세우고 그만큼만 공부하고 결과에 대해 책임질 수 있어야 함을 말하는 것이다. 굳이 공부가 아니어도 괜찮다. 그러면 바뀐다. 본질이 바뀌고 사람이 바뀌고 강박증의 의미도 바뀐다. 애써 강박행동을 하지 않으려 노력하지 않아도 괜찮게 된다. 비로소 '위험지대'를 벗어나 '안전지대'에 머물게 된다.

어네스트 헤밍웨이는 말했다. "지금 당신이 무얼 못 가졌는지가 아니라 당신이 가진 것으로 무얼 할 수 있을지를 생각하라."라고 말이다. 그 말을 조금 바꾸면 이런 의미가 된다. "강박증이 있어서 할 수 없는 일이 아니라 강박증이 있어도 할 수 있는 일을 생각하라."라고 말이다.

당신은 망치인가? 칼인가?

나는 중2 때 강박증이 시작됐다. 그때까지만 해도 성적이 최상위권이었다. 강박증이 생김과 동시에 성적은 서서히 떨어졌다. 당연히 강박증 때문이라고 생각했다. 병원에 가서 진료를 받았지만, 신경성이란 말에 좌절했었다. 공부한다는 건 욕심이 되었지만 포기할 수 없었다. 그래서 더욱더 강박 증상을 없애려는 노력에 집착했었다. 공부를 잘하게 되려면 강박 증상이 먼저 사라져야 한다는 공식! 그 단단한 믿음이 이미 굳어져 있었다. 공부 잘해야 한다! 그런데 공부를 못 한다! 왜? 강박증 때문에!! 나는 이 공식을 꿈에도 의심할 수 없었다. 너무도 명백한 사실이었다. 하지만 이젠 안다. 나는 공부가 부담스러웠고, 공부가 좋아서가 아니라 사랑받기 위한 도구로써 잘하고 싶었다는 사실을 말이다. 이런 나를 인정하는데 30년 가까운 시간이 걸렸다. 나는 이제 말한다. 나는 공부에 소질이 있는 사람은 아니라고 말이다. 열등한 두뇌를 가진 것은 아니지만 어쨌든 공부 자체가 막 재미있는 사람은 아니라는 사실을 뒤늦게 깨달았다. 다시 중2 때로 돌아간다면 선택은 달라질 것이다. 공부를 포기하는 게 아니라 공부가 아닌 다른 것을 적극적으로 선택할 것이다. 나는 운동을 좋아한다, 거기다가 잘하기도 한다. 만일 그때로 돌아간다면 나는 야구선수가 되어 보고 싶다. 공부를 포기하는 사람이 아닌 야구를 선택하는 사람이 되고 싶다. 그래서 되지 않는 것에 우울해하고 절망하기보다는 할 수 있는 것에 집중하고 최선을 다하는 삶을 살아 보고 싶다. 강박증 때문에 어쩔 수 없이 야구를 하게 된 사람이 아니라 야구 하는 사람 되려고 강박증이 공부하지 못하게 만들었다는 합리화를 선택하고 싶다. 작곡가의 인생도 근사할 것 같고, 디자이너나 작가의 삶을 꿈꿔 보는 것도 좋을 것 같다. 모두 소질이 있었던 분야다. 그때는 너무 공부, 공부 그랬던 것 같다. 그런다고 달라지는 것 하나 없는데도 말이다. 하지만 30년이 지난 지금도 여전히 공부, 공부 하는 현실은 여전한 것 같다.

"소장님, 강박증 때문에 영어공부를 할 수가 없어요, 3달 뒤에 치르는 자격시험에 합격하고 싶은데 강박증 때문에 망칠 것 같아요. 어떻게 하면 강박증에서 벗어날 수 있을까요? 저 꼭 합격해야 하는데.. 솔직히 자신은 없고.. 부모님 기대는 크고.. 차라리.. 죽고 싶어요.."

공부를 잘하고 싶은데.. 강박증 때문에 공부를 못 해서.. 죽고 싶다고 한다. 그렇다면 지금 그 공부, 잠시 멈춰야 한다. 강박증 때문에 못 하는 일은 잠시 접어 두자. 그곳은 위험지대다. 즉시 안전지대로 이동해야 당신이 살 수 있다. 강박증이 있지만 그럼에도 불구하고 할 수 있는 일, 나는 그 일이 야구이고 작곡이고 작가의 삶이 될 수도 있었다. 못해서 하지 않았던 게 아니라 공부에 우선순위가 밀려 선택 대상에서 완전히 배제된 결과였다. 이것이 아니면 저것이 되어야 하고, 저것이어서 전화위복이 될 수도 있는 게 인생인데.. 공부는 열외를 인정하지 않는다. 제아무리 소질과 적성을 중요시하고 학벌과 스펙에 대한 관점이 변했다고 해도 사람들의 무의식에 새겨진 공부에 대한 당위는 여전히 단단해 보인다.

여기 망치가 있다. 망치는 못을 박을 때 필요한 도구다. 하지만 자르지는 못한다. 그때는 칼을 사용해야 한다. 하지만 칼로는 못을 박을 수 없다. 각각의 쓰임이 다르고 쓰임에 맞는 도구는 따로 있다. 망치를 들고 자르려 하고 칼을 들고 박으려고 하면 이상해진다. 아무것도 안 되고 인생은 꼬이기 시작한다.

당신은 망치인가? 칼인가?

공부보다 노래가 좋은 당신은 망치인가? 칼인가?

강박증이 있는 당신은 망치인가? 칼인가?

당신은 누구인가? 그런 당신인데, 무엇이 되지 못해 안달인가?

우선, 이 질문들에 대한 답부터 해보길 바란다. 그리고 자신이 어떤 용도로 쓰일 때 가장 적절할지를 고민해 보아야 한다. 강박증이 있는 자신이 어디에 쓰일 건지를 찾아보아라. 그리고 찾아내어라. 그리고 그것이 되어라.

죽고 싶다면.. 지금 선택한 그것에 문제가 있는 것이다. 자신을 살릴 수 있는 선택을 해야 한다. 먼저 자신부터 살려 놓아야 한다. 늪에 빠져 허우적대고 있는 자신, 간신히 빠져나왔건만 다시 그 늪으로 떠밀고 있지는 않은가? 당신이 마음 놓고 자유롭게 노닐 수 있는 물을 찾아라, 그리고 그곳에 뛰어들어라. 위험지대를 벗어나 당신이 행복할 수 있는 안전지대로 옮겨갈 수 있는 최고의 방법이다. 강박증은 지금도 증상으로써 신호를 보내고 있다. 당신이 행복할 곳으로 어서 떠나라고 말이다!

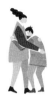

04
강박증 이득을 포기하라

　　어제는 상담과 강의가 저녁까지 이어졌다. 분주했던 하루를 정리하고 보니 퇴근이 늦어졌다. 집에 도착하면 자정이 가까운 시간, 잠자리에 바로 들어도 수면시간은 부족해 보였다. 새벽에 일어나려면 서둘러 잠을 청해야 하는 시간이었다. 집으로 돌아가는 길, 강렬한 끌림이 마음속을 비집고 들어온다. 맥주 한 잔의 유혹! 결국, 피처 하나를 사서 집으로 향한다. 잘 준비를 마치고 편안히 한잔한다, 노곤한 취기가 올라온다. 어느새 1시를 넘어가고 있다. 보람찬 하루를 보낸 뿌듯함과 술기운이 섞여 잠들기 좋은 최적의 환경이 만들어진다. 나는 이 느낌을 포기하지 못해 같은 선택을 반복하곤 한다.

　　새벽 5시 30분, 알람이 울린다. 머리가 무겁다. 4시간의 수면은 부족했고 술까지 마셨으니 당연하다. 조금만 더 잘까? 30분만.. 아니 10분만.. 망설이는 시간이 이어진다. 어제 바로 잤더라면.. 좀 더 가뿐하게 일어날 수 있을 텐데.. 후회 된다. 어젯밤에 느끼던 편안함은

온데간데없다. 하지만 나는 안다. 비록 후회하지만, 술로 인해 얻는 이익을 쉽게 포기할 수 없을 거라는 걸 말이다.

술로 인해 얻는 이득 – 편안한 휴식, 분주했던 하루에 대한 보상, 잘 살고 있다는 긍정감.
술로 인해 잃는 손실 – 아침 컨디션 난조, 수면의 질 떨어짐, 작업 능력 저하 등.

이렇듯, 술을 마시는 행위는 이득과 손실을 함께 제공한다. 하지만 선택은 대부분 한쪽으로 기운다. 아침에는 후회하면서도 밤에는 그 사실을 망각해 버린다. 후회할 거라는 사실을 알면서도 순간의 이득을 포기하지 못하고 같은 패턴을 반복하게 된다. 순간의 이득과 미래의 손실 사이에서 일어나는 이런 줄다리기는 강박증에서도 어김없이 적용되고 있다.

30대 남자분이 상담센터에 찾아왔다. 직장인으로 진급을 앞둔 분이었다. 얼마 전부터 다시 심해진 '침 삼킴 강박증' 때문에 생활이 힘들다고 했다. 4년 전에도 비슷한 증상이 있었지만, 그리 오래가지 않았는데 얼마 전 증상이 다시 시작되었고 2주 전부터 불편함이 더 커졌다고 한다. 강박증 상담에 있어 내담자가 처한 환경을 점검하는 일은 중요하다. 생각과 환경이 정렬되지 못한 채 어긋나 있으면 불협화음이 생기기 때문이다. 원활하게 흐르지 못하고 문제가 생겼다는 신호, 그것이 강박증이란 증상으로 나타나고 있기 때문이다. 이분은 올해 유치원에 입학한 딸이 있다. 그리고 한 명의 자녀를 더 가질 계획이 있다. 회사에서는 승진 시험을 앞두고 있었는데 부담스럽긴 해도 개의치 않았으며 자신을 추스르려고 노력했다고 한다.

그런데 이분을 둘러싼 회사 내 환경은 그리 좋지 않았다. 재작년에 이어 3년째 계속되고 있는 매출 하락, 핑크빛 전망을 할 수 없는 경기 침체의 여파로 조기 명퇴의 칼바람이 불고 있었다. 입사 10년 차인 이분에게도 이런 환경은 큰 부담으로 작용했으리라 생각했다. 어느 날부터 미래에 대한 불안이 엄습해 왔다고 한다, 시험에서 좋은 결과를 얻지 못하면 입지를 보장받지 못하는 상황이 될 것도 같았다. 마음이 급해졌다. 자녀를 한 명 더 원했지만, 가장으로서 감당해야 하는 책임 앞에서 작아져만 갔다. 초라한 자신을 만나는 횟수가 잦아지기 시작했다.

이 무렵, 침 삼킴 강박증이 다시 고개를 들었다. 그것을 의식하는 시간이 늘어나면서 시험공부에 집중하지 못하는 시간도 많아졌다. 자신감이 없어지고 불안한 마음이 밀려왔다고 한다. 둘째를 가지는 데도 새로운 걱정이 들기 시작했다. 강박증은 유전이 된다는 데, 태어날 아이에게 강박증을 물려주지는 않을까 하는 불안이 생기기 시작했다. 강박증은 더 심해지고 그것 때문에 못 하는 일은 더 많아졌다고 한다. 여느 강박증 내담자처럼 이분 또한 자주 하는 말이 있었다. 강박증 때문에 못 하고 있는 것, 강박증 때문에 손해 보고 있는 것에 대한 상실감이 이야기 속에 많이 담겨 있었다. 강박증만 없다면, 이것도 가능하고 저것도 가능할 것 같은 믿음이 큰 것 같았다.

맥주는 분주한 하루에 대한 보상이다. 하지만 다음 날 아침, 그로 인한 컨디션 난조는 유쾌하지 않았다. 그럼에도 맥주를 선택하는 경우가 잦다. 손실은 있지만, 보상에 대한 습관화된 기대가 더 크기 때문이다. 아침에 개운하게 일어나고 싶다면 술을 멀리하면 된다. 그런데 술로 인해 얻는 이득 때문에 술을 쉽게 뿌리치지 못한다. 그렇다면 이분은 어떤 이득을 얻고 있는 걸까? 떼어내고 싶어 안달인데 강박증에게 무슨 이득을 기대하겠냐고 반문할 수 있다. 하지만 그런 질문으로는 해결의 실마리를 찾지 못한다. 자신을 불편하게 하는 것이 무엇이든 결국 스스로가 선택한 결과임을 인정해야 한다.

정신분석의 창시자인 프로이드의 주장대로 의식의 영역은 그리 크지 않다. 불과 5% 정도에 지나지 않는다. 그런데 우리는 5%로 95%의 무의식을 평가하려는 오류를 반복하고 있다. 우리의 무의식은, 의식으로 나오면 이롭지 않은 것들(감정, 충동, 욕구 등)을 억압하고 있다. 하지만 더이상 감당할 수 없는 순간이 되면 의식의 영역으로 내보낸다. 피해를 최소화하기 위해 우회적으로 표현되며 그 의미를 알아차리는 것은 어렵다. 증상은 그런 의미를 담고 있다. 자신이 감당하기 벅찼던 억압된 감정이 우회적으로 표현되는 신호다. 그러니 증상을 붙들고 있을 일이 아니다. 증상이 있게 만든 최초의 화두, 억압된 감정, 피하고 싶은 현실의 문제를 찾는 것이 핵심이다.

이분에게 있어 강박증은 어떤 의미일까?

입사 10년 차,

그리고 한 아이의 아빠, 한 여자의 남편,

다가오는 진급시험,

구조조정 칼바람,

명퇴의 그림자,

둘째 출산계획,

미래에 대한 불안감,

자신에 대한 회의 불신 자책,

그리고 강박증..

강박증 이득 - 이분은 강박증에 집착함으로써 미래에 대한 불안에서 벗어날 수 있었다. 가장의 책임을 다하지 못하더라도 자신의 무능 때문이 아니라 강박증 때문이라고 믿으면서 책임을 회피할 수 있었다. 강박증의 유전 가능성은 둘째를 갖는 것을 연기할 수 있게 했고 책임감을 덜어 주는 역할을 했다 → 결론 : 강박증 덕분에 힘든 현실에서 벗어날 수 있었다.

이분은 강박증 때문에 못 하는 일이 많다는 말을 입에 달고 살지만, 사실은 강박증 덕분에 더 큰 이득을 보고 있다는 것을 처음으로 이해하게 되었다. 해결의 방향을 제대로 찾게 된 것이다.

무엇 때문에 힘이 든다면, 그 무엇을 포기하면 된다. 강박증 때문에 힘이 든다면 강박증을 포기하면 된다. 그러기 위해서는 강박증으로부터 얻고 있는 이득을 먼저 포기해야 한다. 만만치 않은 일이다, 강박증을 걷어내면 감당하기 벅찬 현실을 온전히 견뎌내어야 하기 때문이다. 자신이 없었던 거다. 모든 것을 털어놓고 하소연할 대상도 없었다. 세상은 바쁘게 돌아가고 무능한 자신을 대하는 것이 힘에 겨웠던 거다. 그래서 강박증이 다시 찾아온 거였다. 이분은 강박증에 기대려 했다. 강박증이 필요했던 것이다. 의식의 영역에선 강박증을 몰아내려 했지만 그럴수록 더욱더 끈질기게 달라붙는 강박증의 위력을 실감해야 했다. 무의식은 항상 긍정적인 의도를 가지고 우리를 돕고 있다. 강박증은 무의식이 보내는 억압된 감정의 표현이다. 무의식이 선택한 가짜 직면 대상이다. 자신이 감당해야 할 본연의 문제보다 차라리 강박증에 정신 팔고 있는 것이 수월하다는 것을 잘 알고 있기 때문이다,

그렇다면 이분의 해결책은 무얼까?

강박증의 도움을 포기하는 것이다. 강박증 뒤에 숨어 있는 자신을 당당히 일으켜 세우는 것이다. 비록 구조조정의 칼바람이 불어 직장 내 입지가 흔들리고 있지만 그런 자신을 이해하고 위로해야 한다. 가장으로서 느끼는 부담과 과도한 책임감은 배우자와 공유하면서 고통을 분담해 나가야 한다. 미래에 대한 희망을 다시 찾고 건강한 2세를 맞이할 준비도 해야 한다. 또한 자신이 직면해야 할 현실을 회피하지 않고, 당당하게 헤쳐나갈 수 있는 방법을 찾아 힘을 회복해야 한다. 그러면 강박증은 필요 없게 된다. 부족하다고 생각하는 자신을 보호하기 위해, 당신을 지키고 있는 존재가 강박증이기 때문이다.

당신은 강박증 덕분에 어떤 이득을 얻고 있는가?
그 이득을 포기할 수 있겠는가?

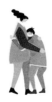

05
신념을 리모델링 하라

한 곤충학자가 재미있는 실험을 했다. 꿀벌과 파리를 한 병 속에 넣고 병 입구를 어두운 쪽으로 바닥에 뉘어 놓았다. 병 입구의 반대쪽으로는 환한 빛을 비췄다. 그리고 다른 유리면은 까만 천으로 덮었다. 그런 뒤 누가 더 빨리 탈출하는가를 관찰했다. 부지런하고 똑똑한 꿀벌이 먼저 탈출했을까? 결과는 뜻밖이었다. 기대했던 꿀벌은 병 안에서 죽음을 맞이했고 파리는 2분도 되지 않아 여유롭게 빠져나왔다. 도대체 어떻게 된 일일까?

곤충들은 빛을 좋아한다. 그래서 빛이 보이면 그곳으로 달려든다. 꿀벌과 파리도 처음에는 그런 모습이었다. 하지만 시간이 흐르자 상황은 달라지기 시작했다. 꿀벌은 여전히 빛을 향해 돌진했고 그럴수록 지쳐갔다. 그러나 파리는 한쪽만 고집부리지 않고 여기저기 부딪히며 날아다녔다. 그러다가 우연히 출구를 발견하게 되었다. 하지만 꿀벌은 오로지 직진이었다. 빛을 향해 달려들수록 투명한 유리병에 머리를 처박는 횟수는 늘어 갔다. 하지만 방법을 달리하지 않았고 결국 지쳐 죽음을 맞이하고 만 것이다.

꿀벌은 알았을까? 죽음을 맞이하는 순간, 자신의 믿음이 결국에는 화를 자초했다는 것을 말이다. 꿀벌은 단 한 번도 의심하지 않았을 거다. 그렇지 않고서는 그렇게 무모한 행동을 삶이 끝날 때까지 반복하지는 않았을 테니까. 예상 밖의 출구를 발견하고 자유를 얻었던 파리, 자신의 믿음에 사로잡혀 유리병에서 벗어나지 못했던 꿀벌, 우리는 살아가면서 저마다의 유리병에 갇히게 된다. 그 속에서 자신만의 생각과 믿음으로 변화를 꿈꾸며 산다. 자신의 믿음이 허점 투성이라는 것은 꿈에도 생각하지 못한다. 어쩌면 우리는 생각하는 대로 믿고, 믿는 대로 행동하는 꿀벌의 일상을 반복하고 있는 건 아닐까?

무언가를 굳게 믿는 마음은 위대하다. 그 믿음의 대상이 무엇이든 그 믿음대로 완벽하게 이루어 놓기 때문이다. 안 된다고 생각하면 철저하게 안 되게 만들어 놓는다. 될 수 있는 방법보다는 될 수 없는 이유를 찾는데 모든 시간과 열정을 허비해 버린다. 반대로, 된다고 생각하면 되게 만든다. 되지 않을 것 같은 순간에도 된다는 가능성에 집중한다. 그리고 되게 만든다. 우리는 이것을 '신념'이라고 말한다. '나는 할 수 있다!' 라는 가능성을 허락하고 인정하는 믿음은 긍정의 신념이다. 이것은 그대로 잘 실천하고 유지해 나가면 된다. 문제가 되는 것은 그 반대의 경우다. 성장을 가로막고 발목을 잡는 부정의 믿음, '나는 할 수 없다!' 라는 제한적인 신념을 말한다. 할 수 없기 때문에 하지 않고, 하지 않으니 아무 일도 일어나지 않는 일상이 계속적으로 이어진다. 우울하고 무기력한 생활의 연속, 매 순간 좌절을 느끼고, 가끔은 삶을 포기하고 싶다는 극단적인 생각에까지 이르게 만든다.

도대체 왜? 누구는 할 수 있고, 누구는 할 수 없는 걸까?
도대체 왜? 누구는 할 수 있다고 믿고, 누구는 할 수 없다고 믿게 된 걸까?

A씨는 40대 남성이다. 확인 강박증이 있다고 했다. 10년 전 병원을 방문한 뒤부터 줄곧 약을 복용하고 있었다. 결혼에 한 번 실패했고 고등학생인 딸과 함께 살고 있었다. 강박증 때문에 집중하는 것이 어려워 자신이 원하는 안정적인 일은 할 수 없다고도 했다. 파트타임 아르바이트를 하면서 생계를 책임지고 있었고 그동안 약만 먹어왔지, 심리치료를 받아본 적은 없다고 했다. 삶이 만족스럽지는 않았지만, 비용을 들여 전문가의 도움을 받을 만큼 힘들지는 않았던

모양이다. 그런 그가 강박증 발병 10년이 지나, 나를 찾아온 것이다.

상담자 : 제가 선생님을 도와드리려면 어떤 문제를 해결하고 싶은지 알아야 합니다. 그것이 무엇일까요?

내담자 : 아는 분께서 안정적인 일을 소개해 주셨어요. 저도 하고 싶은 일인데, 문제는 강박증 때문에 집중을 못 할 것 같아 걱정이 됩니다. 일에 신경 써야 하는데 자꾸 엉뚱한 곳에 정신이 팔려서요..

상담자 : 네, 그러시군요. 그럼 어떤 강박 증상이 가장 힘들게 하나요?

내담자 : 이것저것 많지만.. 그중에서 가장 심한 건.. 주머니에 넣어 둔 물건을 흘렸을까 봐 자꾸 확인하고 싶은 충동이 드는 겁니다. 이 생각에 꽂히면 다른 일을 할 수가 없어집니다.

상담자 : 항상 그런가요? 혹시 그런 생각이 들어도 괜찮은 순간은 없나요?

내담자 : ..... 음... 아..네.. 집에 혼자 있을 때는 괜찮아요, 별 불편함이 없습니다.

상담자 : 네.. 그렇군요.. 혼자 있으면 괜찮은데, 함께 있으면 문제가 되는 거네요.

내담자 : ....네 그렇게 되네요.. 그런 것 같습니다.

상담자 : 혹시 사람 만나는 것을 좋아하세요?

내담자 : 아니요.. 혼자 있는 게 편합니다. 그래서 여태까지 혼자 할 수 있는 일만 해 왔거든요..

상담자 : 알겠습니다. 선생님, 잘 한번 생각해 보세요. 선생님은 강박증 때문에 사람 만나는 것이 불편한 겁니까? 아니면 사람 만나는 일이 힘들어 강박증이 필요한 겁니까?

내담자 : 네? ..... 한 번도 그런 생각은 해본 적이 없는데.. 혼자 있을 때 괜찮은 것 보면, 사람 만나는 게 불편해 강박증이 있는 것 같기도 하네요..

상담자 : 네, 맞습니다. 선생님은 사람 만나는 것에 알레르기가 있습니다. 알레르기는 피하고 싶은 마음이죠. 아마 무의식은 피하라! 라는 신호를 계속 보냈을 겁니다. 강박증은 그런 의미였고 작동이 잘 되었고요. 근데 선생님께서 사람들 속으로 들어가려 합니다. 강박증이 더 강해져야 하는 이유입니다. 그래야 알레르기로부터 멀어질 수 있는 거니까요..

A씨의 부모님들은 다툼이 심했다고 한다. 어릴 땐 언성이 높은 날이 많았고 항상 긴장하고 있었다고 한다. 아버지는 A씨에게 칭찬이나 격려 대신 야단을 치는 횟수가 잦았고 엄마는 그런 아버지에게 짜증을 많이 내었다고 한다. 당연히 집안 분위기는 험악해질 수밖에 없었을 거다. "또박또박 말을 정확하게 해라!", "왜 그렇게 어설프

냐?", "커서 뭐 되려고 그러냐?" 강한 분이었던 아버지가 자신에게 자주 하시던 말들이었다. A씨는 큰소리가 나고 자신을 비난하는 상황에 놓이게 되면 과도한 불안감을 느낀다. 이런 감정은 성장 과정에서 부모님이 싸움이 잦았거나 이혼이나 가정의 불화로 심리적 혼란을 느꼈던 경험, 과도하게 지적받거나 학대를 당한 기억, 형제간에 비교를 많이 당해 열등감이 깊어진 경우에 흔히 나타날 수 있다. A씨는 의식과 무의식 사이에 드리워졌던 벽을 조금씩 허물고 지난 상처를 들여다보기 시작했다. 그리고 숨죽이고 움츠려 있던 자신의 내면아이를 보았고 여태까지 한 번도 챙겨주지 못했음에 미안함을 느끼게 되었다. 시간이 흘러, 이젠 노인이 되셨지만 아버지에게 풀어내지 못한 화와 분노, 그리고 용서라는 감정의 대립 속에서 혼란을 겪기도 했다. 그 과정에서 A씨는 한 번도 생각해 보지 못했던 믿음을 발견하게 되었다.

상담자 : 선생님, 이제 선택하셔야 합니다.

내담자 : 어떤 선택?... 무엇을 선택해야 하는 건가요?

상담자 : 사람들 속으로 들어가는 것은 선생님에게 위험 상황입니다. 많은 장애물들을 만나게 될 겁니다. 그리고 상처받는 일도 많을 거고요. 그럼에도 불구하고 그 선택을 하시겠습니까? 아니면, 여태까지 그래왔던 것처럼 성장을 포기하고 현실에 안주하는 삶을 살겠

습니까?

내담자 : 네.. 쉽지 않겠지만 그래도 저는... 사람들 속으로 들어가고 싶습니다. 이제 혼자 있고 싶지 않거든요..

상담자 : 좋습니다. 그런 마음이면 충분합니다. 근데 그러려면 선생님께서 반드시 바꿔야 하는 게 있습니다. 선생님 마음속에 굳어진 믿음들, 그것을 의심하고 다시 수정해 가야 하는데 가능하시겠습니까?

내담자 : 네.. 하겠습니다. 근데 어떤 믿음들을 말씀하시는 건지요..

상담자 : 잘 보여야 한다!, 약점 잡히면 안된다!, 무시 당하면 안된다! 혹시 이런 믿음들을 가지고 있지 않으신가요?

내담자 : 네, 맞아요! 그런 믿음이 강해요. 오래전부터 그랬어요.

상담자 : 바로 그겁니다. 그 믿음이 선생님의 발목을 잡고 있습니다. 잘 보여야 하는데 자신이 없고, 약점 잡히면 안 되는데 부족한 점이 많아 무시당할 것만 같을 겁니다. 그러니 불안했고 확인하는 행동으로 대체해 왔던 거죠. 선생님, 이제 약속해 주실 수 있겠습니까?

내담자 : 무엇을요...?

상담자 : 다른 사람에게 잘 보이지 않아도 괜찮아야 합니다. 약점 잡혀도 그럴 수 있다 해야 합니다. 무시당해도 상처받지 않아야 합

니다. 사람들 속으로 들어가겠다는 것은 선생님의 신념을 다시 쓰겠다는 약속입니다. 그래서 당당하고 행복한 사람이 되는 겁니다. 제가 열심히 돕겠습니다. 그 여정을 시작해 보시겠습니까?

내담자 : 네... 그렇게 하겠습니다. 저 역시 열심히 하고 싶습니다... 열심히 살고... 싶습니다..

A씨는 결국 눈물을 터트렸다. 강박증은 지독한 중독이다. '중독' 은 강박증의 본질을 교묘하게 흩트려 놓는다. 마치 증상의 제거가 문제의 실체인 것 같은 착각에서 벗어나지 못하게 한다. 치유에 있어 우울증이나 공황장애보다 훨씬 더 난이도가 높은 이유다. 문제가 해결되는 듯하다가 갑자기 다시 강박증 환자로 복귀한다. 기승전 강박!!의 프로세스가 돌아간다. 강박증은 마음 가장 바깥에서 자신을 지키면서 문제의 본질에는 얼씬도 하지 못하게 막고 있다. 대다수는 그 방어막에 막혀 오랫동안 강박증 환자로만 살아간다. 강박증 치유의 첫 번째 관문이 지독한 중독의 개념을 제대로 이해하는 것이 되어야 하는 이유다. 그 방어막을 뚫지 못하면 시작도 못한다. 계속 인지행동치료에만 매달려 의심 많은 강박증 환자를 설득하느라 힘을 다 빼버린다. 강박증 30년 나의 경험은 이럴 때 큰 도움이 된다. 공감이 아닌 공명의 기운으로 소통할 수 있게 해준다.

이제 강박증은 가짜! 라는 믿음이 싹트기 시작했는가? 변화의 6단계 과정을 무사히 잘 거쳐 왔는가? 그렇다면 이제 강박증 해결을 위해 필연적으로 만나야 하는 것이 있다. 강박증 치료의 종착지가 가까웠음을 의미한다. 자신의 내면에서 감쪽같이 자신을 규정하고 조종하고 있던 '거대한 권력자', 막강한 권력으로 자신의 가능성을 무시하고 무참히 짓밟아 온 존재를 찾아내었음을 의미한다. 범인을 찾은 것이다. 바로 '신념' 이라는 범인을 찾아낸 것이다. 신념은 어떤 방향을 가진 생각이고 믿음이다. 그 방향이 어디를 향하느냐에 따라 우리의 인생은 확연히 달라진다. 신념은 세상을 보는 관점을 결정하고 우리의 경험을 제한한다. 그것은 반드시 그래야만 하는 아주 당연한 일이 되어 버린다. 당신의 신념은 어떠한가? 그 믿음은 과연, 어디서, 누구에게서, 어떻게 새겨지게 된 건지 그것을 의심하고 찾고 다시 써 내려가야 한다.

"신념은 감옥이다" _ 니체

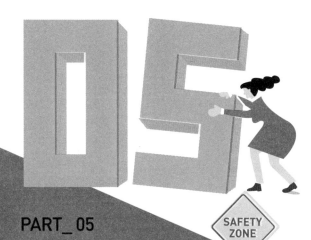

PART_ 05

고맙다 '강박증'

나는 30년 동안 강박증 환자였지만 그 경력이 내 인
생을 바꾸어 놓았다. 내가 가진 열등감의 전부였는데
지금은 아주 특별한 스펙이 되어 있고 내 삶의 이유가
되어 나를 살게 하고 있다.

너의 꿈을 꾸거라!
너의 길을 가거라! only one이 되거라!
고맙다, 강박증!!

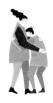

01
서울대 학생은 행복할까?

A군은 고등학생이다. 정리 강박증이 심했다. 교과서나 학용품 등이 자신만의 순서에 따라 배열되어 있지 않거나 대칭이 맞지 않는 것을 못 견뎌 했다. 누군가가 자신의 질서를 깨뜨리고 흩트려 놓기라도 하면 극심한 불안을 느꼈다. 강박증 때문에 공부에 집중할 수 없어 병원에 다니며 약을 먹은 지도 1년이 지났는데 차도가 없다고 했다. B군은 대학생이다. 3달 전부터 자신의 가족을 해칠 것 같은 공격적이고 난폭한 생각이 들었다. 공포영화에서 본 끔찍한 장면을 따라 할 것 같은 걱정도 들었다. 그럴 때마다 특정 숫자를 계속해서 되뇌어야 했다. 입학 때 선택한 전공으로는 취업이 어려워 다른 진로를 고민하고 있었고 부모님은 전문직에 종사하는데 자신에게 기대가 크다고 했다. 기대에 부흥하지 못하는 자신이 못마땅하고 죄책감까지 든다고 했다

이 두 학생은 나의 내담자였다. 한 친구는 고등학생이고 한 친구는 대학생, 학년은 다르지만 한 가지 공통점이 있었는데, 둘 다 '서울

대'라는 키워드를 가졌다는 거다. A군은 서울대를 목표로 공부하고 있었고, B군은 서울대에 다니고 있었다. 우리나라 최고대학인 그곳을 목표로 하거나 다니는 학생은 만족도가 높을 거라 생각했는데 아니었다. 그즈음 나는 아주 흥미로운 자료 하나를 발견했다. 서울대 학생 1760명을 대상으로 '불안 및 우울 정도'를 조사한 자료인데, 2명 중 1명꼴로 우울증을 겪고 있다는 충격적인 내용이었다. 학업 문제, 교우 관계, 진로문제 등이 원인으로 밝혀졌다. 서울대 학생이면 순탄한 삶이 펼쳐지고 마냥 행복할 줄 알았는데 착각이었다. 오직 서울대를 목표로 앞만 보고 달려왔을 텐데, 결국은 우울증 환자로 전락해버렸다는 말에 씁쓸함마저 느껴졌다.

what / how / why

고등학생들은 궁금해한다. "무슨 대학에 가야 하나?", "무슨 과를 가야 하나?", "무슨 직업을 가지고 먹고 살아야 하나?" 이런 질문을 던지지만 남겨지는 답은 한결같다. "좋은 대학 가야죠." 학부모의 대답도 비슷하다. 그렇다. 좋은 대학 가는 것이 지금 하고 있는 공부의 목표다. 거기서 한 번 더 물으면 이렇게 발전된다. "좋은 대학은 뭐 하러 가려고 하니?", "그야, 좋은 회사에 취직 하려고요." 좋은 대학, 좋은 회사는 좋은 배우자와 좋은 집, 좋은 차로 이어진다. 그 시작이 좋은 대학이고 보니, 그곳에 못 가면 좋은 인생을 살지 못한다는 공식이 자연스럽게 성립된다. 공식에서 벗어나면 정답에서 멀어진다. 당연히 불안을 느낄 수밖에 없다. 해야 하는 무엇(what)에만 관심이 있고 그것을 왜(why) 해야 하는지에 대해서는 고민조차 하지 않는다. 해야 하는 무엇을 어떻게(how) 할 것인가만 몰두하고 있다. 어떤 학원에서 어떤 선생님을 선택하면 좋은지에 대해서만 고민에 빠져있는 듯하다. 어쩔 수 없다. 그게 현실이니까. 근데 그렇게도 원하는 대학에 갔으면 행복해야 하는데 정작 서울대생은 우울의 늪에 빠져있다. 예전에 던져보지 않았던 'why'라는 새로운 질문이 뒤늦게 던져진 결과다. "내가 지금 여기서 이 공부를 왜(why)하고 있지?" 어느 날, 그동안 묻지 않았던 이런 질문이 던져질 때 선뜻 대답하지 못하는 순간이 찾아온다. 혼란을 느끼고 어렵게 들어간 대학을 중도에 포기하는 경우도 생긴다. 그제야 자신의 소질과 적성에 관심을 가지려 하는데, 던져야 할 질문의 순서가 바뀌었기에 감수해야만 하는 서글픈 현실이 된다.

　* 현재의 질문순서 / 1.what 무슨 대학을 가서 무슨 직업을 선택하지? / 2.how 어떻게 그 직업을 준비하지? / 3.why 도대체 이걸 왜! 하고 있지?

　* 바람직한 질문순서 / 1.why 왜! 이 공부를 하고 있고, 이 일을 해

야 하지 / 2. how 어떤 방법으로 실현할 수 있지? / 3. what 그렇다면 무슨 일을 하면 되지?

이렇게 바뀌어야 한다. 현재의 삶이 불만스럽고 주도적이지 못하다면 질문의 순서를 이렇게 바꾸어 보도록 하자. 인생의 방향이 바뀌는 시작이 될 수 있다.

내 인생의 why

나는 20년 동안 건설업에 종사했다. 가업이었다. 적성에 맞아 주도적으로 선택한 일은 아니었다. 중2 때 생긴 강박증 때문에 못 하는 게 많아졌고 자신감도 바닥을 기었다. 그런 내가 선택할 수 있는 일은 많지 않았다. 불안했다, 안정을 느낄 일이 필요했고 가업은 괜찮은 선택지가 되었다. 입사 초기에는 직함도 없었다. '권 군'으로 불렸다. 자재 구매, 발주 업무를 맡았고 현장 운송까지 담당했다. 재미있지는 않았다. 간절히 하고 싶거나 자신 있는 일이 없어 안전한 곳을 선택한 결과였다. 몇 번 입, 퇴사를 반복하기도 했다. 음악 한다고, 또 병원 간다고.. 그랬던 것 같다. 특별한 일도, 특별해야 할 일도 없었다. 다시 복직을 하고 일상으로 돌아오곤 했다. 시간이 지나면서 내게 존칭을 쓰는 사람이 늘어갔다. 세월이 흐르니 어느덧 직함이 높아져 있었다. 대표이사가 되었다. 10년 전 회사를 정리할 때

명함에 새겨진 마지막 직함이었다. 그즈음이었다. 강박증에 대한 새로운 관점이 정립되기 시작했고 나는 비로소 강박증에서 벗어날 수 있었다. 드디어 내 문제를 해결한 것이다. 그러고 보니 자연스럽게 다른 이의 강박증 치유를 돕고 싶다는 마음이 생겼다. 나는 방법을 알았고 자격도 갖추어 갔다. 하지만 고민이 많았다. 20년 동안 해왔던 일과 강박증 전문가로서의 삶을 얹혀 놓고 수없이 많은 저울질을 했다. 고심 끝에.. 결국 나는 후자를 선택했다. 강박증 때문에 못 살겠다고 발버둥 치던 내가 강박증 전문가로서 제2의 인생을 선택한 것이다. 그때, 내 인생의 사명을 찾기 위해 깊은 생각에 잠겼다. 나는 어떤 사람인가? 내가 이 세상에 온 이유는 무얼까? 어떻게 살아야 하나? 한 번도 해본 적 없었던 낯선 질문들을 하기 시작했다. 내 인생의 'why'를 찾기 시작한 것이다. 그리고.. 드디어 찾았다. 내가 던진 물음에 빠짐없이 등장하는 키워드를 발견한 것이다. 바로 강박증이었다. 강박증을 빼고 나면 내 인생이 설명되지 않았다. 나는 강박증이 필요한 사람이었다. 나는 강박증에 중독된 사람이었다. 그랬던 나였는데.. 언젠가부터 다른 관점으로 내 인생을 보게 되었다. 강박증을 앓았던 시간이 강박증에 대한 스펙을 쌓고 있었다는 생각으로 바뀌어 갔다.

"세상 사람들이 있는 그대로의 자신을 사랑하고 자신의 무한한 가능성을 믿고 꿈을 꾸며 살아가는 행복한 세상을 만드는 것", '내 인생의 why'를 그때 발견했다. 인생의 사명을 찾은 것이다. 강박증을 원망하고 강박증이 있는 나를 몇 번이나 죽이려고 했는지 모른다. 강박증이 있는 나를 절대 받아들일 수 없었다. 그 시간이 30년이었다. 하지만 변화는 다른 선택을 하면서부터 가능해졌다. 강박증이 있는 나를 이해하고 인정하게 되면서 인생이 달라지기 시작했다. 드디어 강박증이 있는 내가 할 수 있는 일, 잘할 수 있는 일을 찾았고 그를 통해 꿈을 꾸게 되었다. 나는 강박증에 소질이 있는 사람이고 강박증이 있어 특별한 사람임을 발견하게 된 것이다. 그때였다. 그제야 확신을 가지고 20년 동안 해오던 건설업을 내려놓게 되었다. 남은 인생을 강박증인 사람들의 치유를 돕는 일에 바치기로 결심했다. 그때 그렸던 내 인생의 큰 그림은 이러했다.

1. why(사명). 세상 사람들이 있는 그대로의 자신을 사랑하고, 자신의 무한한 가능성을 믿고, 꿈을 꾸며 살아가는 행복한 세상을 만드는 것 2. how(방법). 신념의 리모델링을 통해 3. what(직업) 강박증 해결전문가, 작가, 강연가, 방송인, 사업가 등.

나는 30년 동안 강박증 환자였지만 그 경력이 내 인생을 바꾸어 놓았다. 내가 가진 열등감이 전부였는데 지금은 아주 특별한 스펙이 되어 있고 내 삶의 이유가 되어 나를 살게 하고 있다.

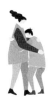

02
인생의 why 찾는 법

인생의 why는 살아가는 이유다. 꿈이라고도 할 수 있다. 이를 찾기 위해 우리는 어떤 질문을 던지고 있을까? 아마 다음과 같은 3가지로 정리될 것 같다. 좋아하는 일, 잘하는 일, 그리고 가슴 뛰는 일! 당신은 이런 일을 찾았는가? 과연 그 일을 찾고 열심히만 하면, 인생의 행복이 보장되는 걸까? 세 가지 경우를 좀 더 자세히 살펴보도록 하자.

먼저 좋아하는 일을 보자. 한 친구가 있다. 빵을 너무 좋아해 빵집 주인이 되는 게 꿈이다. 빵 굽는 냄새가 좋고 자신이 만든 빵을 누군가가 맛있게 먹는 생각을 하면 뿌듯했다. 제빵전문가가 되겠다고 마음먹었다. 그래서 일단 빵집 아르바이트부터 시작했다. 근데 환상은 오래가지 못했다. 매일매일 맡는 빵 냄새는 향기롭지 않았고 가끔은 손님에게 퉁명스럽게 구는 자신을 보았다. 좋아하는 일이었는데 막상 해보니 안 좋은 순간이 더 많음을 알게 되었다. 아르바이트를 그만두었다. 좋아하는 것, 언제 변할지 모를 일이다.

다음은 잘하는 일이다. 축구를 잘하는 친구가 있다. 동네에서 최고인 친구다. 몇 사람 제치는 일은 식은 죽 먹기다. 달리기도 빨랐다. 당연히 축구부에 스카우트되었다. 문제는 지역대표를 선발하는 경기에서 생겼다. 잘한다는 애들을 다 모아놓은 거다. 자기만큼 하는 애들이 한두 명이 아니었다. 더이상 특별하지 않고 자신에게 특별하다는 말도 해주지 않았다. 이제 피나는 노력이 필요하다는 것을 깨달았다. 그 순간 축구가 부담스러워졌다. 자신이 없어졌다. 그 대회를 끝으로 그 친구는 축구를 그만두었다. 잘하는 것, 그것 역시 절대적인 기준이 되지 못한다.

그렇다면 가슴 뛰는 일은 어떤가? 왠지 사명감이 철철 넘칠 것 같은 기분이 든다. 근데 일할 때마다 매번 가슴이 뛴다면 도움이 될까? 새로운 일을 처음 시작할 때는 기대감으로 설렐 수 있다. 떨려서 그럴 수 있다. 하지만 시간이 지나도 계속 가슴이 뛴다면 건강을 의심해보아야 한다. 그런 상태로는 정작 해야 할 일을 온전히 처리할 수 없기 때문이다. 세상에 할 때마다 가슴 뛰는 일이 존재할까? 100m 달리기 선수가 아니고서는 말이다.

나는 다른 곳에서 당신의 진로를 선택해보라고 말하고 싶다. 좋아하고 잘하고 가슴 뛰는 일이 아니라, 싫어하고 못 하고 가슴 아프게 하는 일에서 찾아보라고 권하고 싶다. 그런 일이 뭐냐고, 그런 일로 어떻게 꿈을 키워 갈 수 있냐고 물을 수 있다. 나는 이런 방법이 있음을 알려주고 싶다.

'열등감' 이라는 감정이 있다. 누군가와 비교해 자신을 평가 절하할 때 생기는 감정이다. 부정적으로 생각하기에 잘 드러내지 않는 감정이기도 하다. 이런 감정이 들면 자신이 부족하다 느끼고 가슴 아파한다. 하지만 이런 상황이 꿈을 찾고 가꾸어 가기에는 아주 좋은 환경이 된다. 열등감은 자신을 초라하게 만들고 움츠리고 주눅들게 한다. 자신을 원망하고 비난하면서 깊은 나락으로 빠지게 만든다. 그런데 똑같은 상황에서 다른 선택을 하는 사람들이 있다. 그들은 그 순간을 성장의 기회로 여긴다. 어떻게 이런 차이가 생기는 걸까? 같은 열등감이지만 선택에 따라 그 의미는 극명하게 갈린다. 앞의 경우는 '열등감 콤플렉스' 다. 열등감을 느끼면 날개도 없이 추락해 버리는 상황을 말한다. 반면에 뒤의 경우는 누구나 가지고 있는 '열등감' 에 불과하다. 우리는 '열등감' 이라는 단어를 '열등감 콤플렉스' 의 의미로 받아들이고 있는 듯하다. 열등감은 인간이 가지는 본능적인 감정이다. 부족함을 느끼게 만드는 감정이다. 충족되면 채우고 싶다는 욕구가 생기지 않는다. 욕구가 있어야 동기가 부여되고 자발적인 행동으로 이어지는데 열등감은 그 시작의 감정이 된다. 부족함이 있어야 한다. 결핍이 있어야 한다. 다시 말해 인간은 열등감이 있어야 성장의 욕구가 자극받는다. 그러므로 열등감은 아주 좋은 선물이 된다. 하지만 현실에서는 환영받지 못한다. 열등감에 휩싸여 좌절과 절망의 늪에 빠진 친구들이 많다. '열등감 콤플렉스'에 빠져 있는 것이다. 어떻게 할 것인가? 선택해야 한다. 부족함이 없는 사람은 없다. 그 부족함을 원망만 할 것인가? 아니면 채울 것인가?를 이제 결정해야 한다.

심리학의 3대 거장인 아들러, 그는 위대한 심리학자다. 우리나라에 출간되어 밀리언셀러의 반열에 오른 '미움받을 용기'라는 책은 아들러 심리학의 정수를 담고 있다. 개인심리학의 창시자인 이분에게 열등감은 아주 중요한 키워드였다. 구루병을 갖고 태어나 외모가 추했고 몸도 허약한데다 공부도 잘하지 못했다. 극심한 열등감에 휩싸인 아이였다. 오히려 그것이 전화위복이 되었는데 병치레가 잦았던 그는 자연스럽게 의사가 되기로 결심했다. 이후에는 상담소를 개설해 열등감에 시달리는 사람들을 도왔고 깊은 관심을 가지고 탐구하게 되었다, 앞에서 말한 '열등감'과 '열등감 콤플렉스'는 아들러의 가르침이다. 그는 '열등감을 극복하고 성장하는 사람이 될지, 열등감에서 벗어나지 못하고 실패자가 될지는 스스로가 선택할 수 있다'라고 했다. 자신의 말대로 아들러는 열등감을 극복하고 세계적인 심리학자가 되었고 정신의학 분야에 획기적인 공헌을 하였다.

내게 강박증은 열등감 콤플렉스 그 자체였다. 어떻게든 도려내 덜어내고 싶었다. 인정할 수 없었고 들키고 싶지 않았다, 그런데 지금은 '콤플렉스' 딱지를 떼었다. 강박증을 벗어나는 과정에서 나는 성장했고 예전에는 없었던 특별한 능력이 생겼다. 강박증해결전문가로서 살아갈 수 있게 된 것이다. 모든 열등감이 성장의 도구로써 쓰이는 것은 아니다. 전제조건이 있다. 자신이 그 문제를 해결하고 싶어 해야 한다. 해결의 욕구가 강해야 한다는 말이다. 사람은 욕구의 동물이어서 욕구를 좇고 추구한다. 배고픈 욕구는 밥을 먹게 하고 편안하고 싶은 욕구는 쉬게 만든다. 관심받고 싶은 욕구는 자신을 사람들 앞에 세워놓는다. 그렇다. 열등감을 느끼면서도 해결 욕구가 강한 그것을 찾아보아라. 찾았으면 그것이다. 그것에서 시작해 보는 거다. 어쩌면 그것이 당신 인생의 사명, 당신이 찾고 있는 꿈이 될 수도 있다.

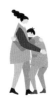

03
열등감을 극복하고 성공의 문을 열다

현재 코스메틱 브랜드의 여성 CEO로, 유튜브와 인스타의 진행자로 활동하는 사람이 있다. 그녀는 아토피와 피부 트러블의 셀프 관리 노하우를 알리는 코스메틱 전문가다. SNS를 통해 피부뿐만 아니라 고객의 상처받은 마음까지 어루만지면서 완판과 미국진출이라는 성공신화를 써 내려가고 있다. 아무나 이룰 수 없는 이 기적 스토리의 주인공은, 바로 '핑크 원더' 최금실 대표다. 최 대표는 예쁘게 찍은 제품 사진이나 천편일률적인 칭찬 리뷰에 집착하지 않는다. 대신, 피부를 호전시키기 위한 비법을 공개하고 직접 사용해 본 경험을 리뷰하는 데 집중한다. 신뢰할만한 정보를 제공하는 것이다. 근데 이런 성공 가도를 달리고 있는 최 대표에게는 특별한 이력이 있다. 처음부터 화장품에 관심이 있었던 건 아니었다. 지금과는 전혀 무관한 일을 해오던 사람이었다. 스트레스와 과로로 생긴 아토피 때문에 괴로워하던 사람, 무너진 자존감과 대인 기피증으로 외출조차 힘들어하던 패션 디자이너가 바로 그녀였다. 얼굴 전체가

진물로 얼룩질 만큼 심각했던 아토피를 개선하고자 생활과 식습관을 바꾸고 피부를 사랑하는 방법을 연구했다. 그 결과 1년 후엔 몰라보게 개선된 피부를 만들 수 있었고 자신만의 노하우를 SNS에 알리기 시작했다. 자신을 따르는 멘티들의 호응 속에 아토피를 관리하는 비밀스러운 정보들을 모아 코스메틱 브랜드를 만들게 되었다. 그녀가 성장할 수 있었던 것은 자신을 괴롭혔던 아토피라는 열등감 덕분이었다. 자칫 열등감 콤플렉스에 빠져 무너질 수도 있었을 법한데, 성장을 택했던 그녀다. '핑크 원더'는 온라인 인기를 바탕으로 국내 유명백화점에 입점했고 해외 파트너사들의 비상한 관심까지 얻었다. 지금은 아마존 온라인 입점에 이어 뉴욕까지도 그 명성을 알리고 있다.

쉽지 않은 일이다. 변화보다는 체념이 훨씬 더 편했을 거다. 그럼에도 불구하고 열등감을 콤플렉스로 여겨 자포자기하지 않고 변화의 기회로 삼은 그녀, 열등감이 그녀에게는 성장의 길로 안내하는 빛이 되었던 것이다. 이 같은 성공 스토리는 비단 최 대표만의 이야기는 아니다. 관심을 가지고 둘러보면 또 다른 이야기를 만날 수 있다.

지난 2010년 23세의 나이로 억만장자가 된 사람이 있다. 페이스

북 창시자인 마크 저커버그의 최연소 억만장자 신기록을 경신한 사람이다. 부모님의 유산을 물려받은 게 아니라 자수성가로 이룬 기록이어서 남다른 의미가 있다. 이 이야기의 주인공은 '카일리 제너', 최근 발표에 의하면 그녀의 자산규모는 2000만 달러(1조 2000억 원)를 넘어섰다고 한다. 엄청난 부자다. 과연 그녀는 어떻게 해서 이런 성공을 거두고 부를 쌓게 되었을까? 립라이너와 립글로스 등 입술을 도톰하게 보일 수 있는 립 제품에 관심을 가지게 된 게 시작이었다. 이후에는 립 제품을 직접 만들기 시작했다. 카일리 제너의 립 키트는 첫 생산물량 1만 5000세트가 온라인 판매개시 1분 만에 완판되는 신기록까지 세웠다. 그녀가 화장품, 특히 립 제품에 관심을 가지게 된 이유는 뭘까? 역시 열등감 때문이었다. 그녀는 자신의 얇은 입술이 너무 마음에 들지 않았다. 볼륨 있고 도톰한 입술을 가진 사람들이 부러웠다. 자연스럽게 립 제품에 관심을 가지게 되었고 2014년에는 입술 필러 수술로 이미지 변신에도 성공했다. 카일리 제너의 도톰한 입술은 10대들에게 선망의 대상이 되었고 입술을 부풀린 뒤 사진을 찍은 '카일리 제너 챌린지'가 SNS에서 유행하기도 했다. 그녀는 입술 콤플렉스가 있었던 사람에서 '입술의 아이콘'으로 유명인사가 되었다. 현재 카일리 제너의 인스타그램 팔로워는 1억 8천만 명에 이른다. 그중 80%는 18세~24세의 젊은 층이라고 한다. 외모를 가꾸는 것에 관심이 많은 그들에게 그녀의 영향력이 어느 정도인지 가늠할 수 있는 수치이다. 기존의 제조업체나 유통업체가 아닌, SNS상에서 특정 제품의 구매에 영향력을 발휘하는 사람을 인플루언서 라고 하는데, 그녀는 '슈퍼 인플루언서'의 위치에 서 있는 것이다.

이 두 사람의 성공 스토리는 무엇을 말해주는가? 열등감이 없었다면 이들에게 지금의 성공이 가능한 일이었을까? 그리고 열등감을 해결하고자 하는 강렬한 욕구가 없었다면 자신의 문제를 해결할 수 있었을까? 불가능했을 거다. 이렇듯 열등감은 신호다. 부족함을 느끼고 있다면 채워서 변하라는 메시지다. 사람은 부족함이 있어야 변화에 대한 욕구를 느낀다. 항상 충만하고 부족함을 느끼지 못한다면 더 이상의 변화는 있을 수 없다. 채우지 않아도 채워져 있기에 움직여야 할 이유가 없을 테니까 말이다.

어떻게 키워 나가면 되나요?

강박증은 열등감에 빠지게 만든다. 강박증 때문에 못 하는 일들이 많아지면서 좌절도 깊어진다. 다시 시작할 수 없을지 모른다는 불안도 찾아온다. 이런저런 치유의 노력을 해보지만, 만족스럽지 못하다. 그러면서 지쳐간다. 당신은 지금 어디에 있는가? 혹시 그곳에서 지쳐있는 사람은 아닌가? 만일 그렇다면, 중요한 선택의 순간에 있다. 그 자리에서 어떤 선택을 하느냐가 강박증인 당신의 미래를 결정짓게 만든다. 열등감을 극복하고 성장할 것인가? 아니면 열등감에 빠져 추락할 것인가? 나는 당신이 성장하는 선택을 하길 원한다. 변화의 6단계를 경험하고 한 단계씩 올라서기를 기대한다. 그리고 내가 도울 일이 있기를 바란다. 그 과정은 단순히 외우고 약만 먹어서 되는 것이 아니다. 자신이 행복해지고 당당해져야 가능해지는 일이다. 그런 과정을 통해 당신이 만일 강박증에서 벗어났다면, 당신은 참 대단한 사람이다. 가만히 있었는데, 아무것도 하지 않았는데 저절로 좋아질 수는 없다. 무언가를 했고 지금까지와는 다른 선택을 하고 행동했음이 분명하다. 그 결과로 예전에는 없었던 특별한 능력이 생기게 된 것이다. 그렇다면 그 능력은 자신에게만 적용 가능한 걸까? 다른 사람에게는 도움이 안 될까? 아니다. 된다. 아주 큰 도움이 되고 힘이 실린다. 그러므로 먼저 당신의 강박증부터 해결해야 된다. 이것이 당신이 좋아져야 할 이유가 될 수 있다.

주위를 둘러보면 당신이 했던 고민을 똑같이 하고 있는 사람이 있다. 지금 바로 네이버 검색창에 '강박증' 이라는 키워드를 검색해 보라. 지식인에는 수많은 질문이 답변을 기다리고 있다. 그 사람들을 도와라! 질문에 답해주고 모르는 것이 있다면 함께 고민하라. 그리고 배워라. 당신은 충분히 자격이 있다. 같은 고통을 느꼈지만 이제 거기서 벗어나 있지 않은가? 아팠던 경험은 상대방의 고통을 진심으로 이해하게 해줄 것이다. 그 과정에서 당신에게 치유자로서 능력이 있음을 발견하게 될 것이다. 그렇게 되면 능력은 가치가 된다. 당신의 능력이 필요한 사람은 기꺼이 비용을 지불하려 할 것이다. 자신이 제공하는 서비스에 스스로가 어느 정도의 가치를 부여하느냐에 따라 비용은 결정되고 당신의 솔루션이 도움이 되었다면 사람들은 당신이 책정한 가치만큼 비용을 지불하게 된다. 자신이 가진 능력으로 경제적 수익을 올릴 수 있게 되는 것이다. 나 역시 그렇게 시작했다.

이것은 중요한 일이다. 돈을 번다는 것은 특별한 의미가 있다. 어른이 되기 위해서는, 자기 인생의 주도권을 쥐기 위해서는 반드시 경제적 자립이 선행되어야 한다. 막연한 꿈을 좇는 것은 돈을 번 다음으로 미루어라. 해보지도 않고 상상으로만 가지고 있는 장밋빛 계획은 환상일 가능성이 크다. 그러니 먼저 어떻게든 돈을 벌고 독립해라. 그래야 주위 눈치 보지 않고 하고 싶은 일을 편안하게 할 수 있다. 그 일이 아무나 할 수 있는 흔한 일이 아니라, 자신만이 할 수 있는 일이라면 어떨까? 열등감을 극복하는 과정에서 터득하게 된 능력으로 돈까지 벌 수 있다면 이 얼마나 좋은 일인가?

돈이 거래되지 않는 서비스는 프로의 세계에서 있을 수 없다. 좋은 것을 주었으면 그만한 가치를 받는 것은 당연하다. 돈을 주고서라도 당신이 제공하는 서비스를 필요로 하는 사람이 많아진다면, 그것은 당신을 차별화시키는 당신만의 콘텐츠가 된다. 지금은 '콘텐츠'의 시대다. 그 어떤 졸업장보다도 그 어떤 자격증보다도 훨씬 더 가치 있고, 이 사회가 인정해주는 강력한 스펙! 당신만의 콘텐츠가 되는 것이다. 20년 동안 건설업을 한 나지만 그 사실이 나를 차별화 시키지는 못한다. 이 세상에는 그만한 경력을 가진 사람이 넘쳐나기 때문이다. 하지만 강박증은 다르다. '강박증 권재경'으로 검색하면 인터넷에는 온통 나의 이야기들로 가득하다. 필요한 사람은 관심을 가지고 살펴보고 나에게 도움을 청하게 된다. 당신도 그렇게 될 수 있다. 좋아하는 일이어서, 잘하는 일이어서, 가슴이 뛰는 일이어서 한 일은 아니지만 이제 자신을 아주 특별하게 만들어 놓는 일이 되는 것이다. 그 일을 좋아하고 잘하고 가슴 뛰게 만들면 어떨까? 그 일을 한다면 예전에 자신이 겪었던 강박증은 투병의 시간이 아니라 스펙을 쌓았던 값진 시간으로 바뀌어 있지 않을까?

나는 강박증을 겪은 사람들이 강박증 전문가로서의 꿈을 키워가길 바란다. 강박증이었다면 그것에 소질이 있다는 것이다. 책으로, 이론으로 배우지 않았어도 자연스럽게 몸과 마음으로 익혔고 오랫동안 반복해오지 않았는가? 습관을 넘어 중독에까지 이를 만큼 말이다. 의지를 가지고 열심히 한 건 아니지만 강박증 전문가로서의 삶을 살기 위해 그래왔다고 생각하는 건 무리일까? 재능은 열심히 노력해서 잘하는 게 아니라 열심히 하지 않았는데도 그냥 잘하는 것, 그것을 재능이라고 한다. 그렇다면 우리는 강박증이라는 엄청난 재능을 가지고 살아온 것이 아닌가? 이 재능을 원망할 것인가? 받아들일 것인가? 원망하면 강박증 환자에서 영원히 벗어날 수 없다. 하지만 받아들인다면 어떨까? 받아들인다는 건 이해한다는 의미다. 억지가 아니고 의지를 발휘해서도 아니고 강박증이 있을 수밖에 없는 자신을 진심으로 이해했다는 의미다. 그에 반해 포기는 이해할 수 없어 모든 걸 놓아버린 상태를 말한다. 그곳에는 희망도 성장도 미래도 없다. 강박증 환자만 있을 뿐이다. 어떻게 살아가고 싶은가? 어떤 인생을 살고 싶은가? 그래도 여전히 강박증 때문에 못 한다는 믿음을 가지고 있고 싶은가?

강박증과 무관한 일이어도 좋다. 강박증에서 벗어나는 프로세스를 몸과 마음으로 이해했다면 세상 그 어떤 일이라도 똑같이 적용하면 된다. 발표불안이 열등감이라면 그것을 해결하라. 까만 피부 때문에 열등감에 빠져있다면 그것을 해결하라. 과체중이어서 열등하다 느낀다면 먼저 그것부터 해결하라. 배움이 짧은가? 가난한가? 그리고 자신감이 없는가? 그렇다면, 모든 방법을 활용해 자신의 열등감을 해결하고 당당한 사람이 되어라. 강박증을 극복한 당신이라면 어떤 일도 당당히 헤쳐나갈 수 있다. 인생의 방향이 바뀌었고 삶의 방식이 달라졌기 때문이다. 뚜렷한 목표 없이 맹목적으로 공부하고, 기계적으로 일만 하는 주변의 사람들을 부러워하지 않아도 된다. 이 과정을 넘어서면 그 사람들이 부럽지 않게 된다. 다르게 보고 다른 곳을 보는 탁월한 능력을 가진 당신을 부러워하는 사람들이 많아진다. 그리고 따라 하고 싶어 하고 방법을 궁금해한다. 역시 그 사람들을 도우면 된다. 이미 당신에게는 그런 능력이 생겨버렸다. 열등감이 만들어 준 엄청난 선물이 아무도 모르게 당신에게 배송되어 있을 것이다. 그 선물에 감사하고 주변 사람들과 함께 나누면 안 될까? 상처가 사명이 되고 살아가는 이유가 되는 행복한 순간이 오게 될 것이다.

강박증은 엄청난 열등감이 되어 당신과 함께하고 있다. 좋아지고 싶다고, 지독한 고통에서 벗어나고 싶다고 한결같이 말하고 있다. 열등감과 해결에 대한 욕구가 충만해 있는 상황이다. 성장할 수 있는 최적의 조건이 갖춰져 있다면 지나친 비약일까? 아니다. 당신의 선택이 추락이냐 비상이냐를 결정하게 된다. 강박증은 한 사람을 멈춰 세운다. 가고자 하는 길을 가로막고 좌절시킨다. 어쩔 수 없이 멈춰선 그 사람은 절망하지만, 그곳에서 인생의 why를 묻게 된다. 앞만 보고 달려온 사람, 아무런 장애물도 없었던 사람에게도 언젠가는 인생의 why를 묻는 순간이 반드시 찾아온다. 강박증으로 멈춰 섰다면 지금이 바로 그 순간임을 이해하자. 여기서 올라서면 다른 삶을 살게 된다. 어떻게 살아야 하는지, 어떻게 살아왔는지를 진지하게 묻게 된다. 그러니 괜찮다. 늦은 게 아니다. 영원히 멈춰 있을 게 아니다. 성장하기 위해 아픈 것이다. 강박증은 당신을 성장시키기 위한 통증으로 돕고 있음을 받아들일 수 있었으면 좋겠다. 강박증 30년 선배가 당신에게 간절히 부탁하고 싶은 말이다.

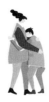

04
고맙다 강박증!

모든 나무들이

하늘로.. 하늘로..

닿으려고만 하는데

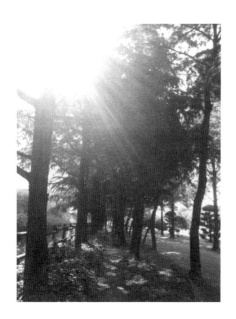

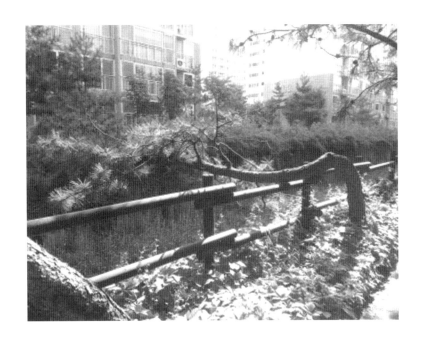

한 나무는 허리가 굽어
하늘을 보며 누웠습니다

모두들..
하늘에 닿기만을 바랄 때

한 나무는 허리를 굽혀
하늘을 보며 누웠습니다

number one은 아니지만

only one이기에

그런 네가

너무도 특별하구나..

너의 꿈을 꾸거라!

너의 길을 가거라!

only one이 되거라!

고맙다, 강박증!!

상담 후기

Consultation Reviews

저는 강박증 덕분에 제 삶에서
작은 것에도 감사함을 배울 수 있었고,
어렸을 때 아픔들을 지금이라도
이해하고 달래줄 수 있었고, 내가 왜 강박증을
잡고 있었는지를 깨닫게 되었습니다.

01 진심으로 나를 사랑할 수 있게 되었습니다

김희영(가명) / 대학생(20대)

안녕하세요. 저는 대학생입니다.

상담을 받기 약 1년 전, 어느 날 갑자기 강박증이 저에게 찾아왔습니다. 그 당시 너무나 힘들었고 도저히 혼자 해결할 수 없다는 생각에 정신과에 가서 약물치료를 받았습니다. 약만 먹으면 해결될 줄 알았는데 첫 번째 약은 부작용만 나타났고 증상은 여전하여 우울감이 더 심해졌었습니다. 자살이라는 단어가 생각날 정도로 힘들었습니다. 도저히 안 되겠다 싶어 다른 정신과에 가서 약을 받았고 다행히 그 약은 잘 맞는 것 같아 약물 복용과 함께 꾸준히 제가 해야 할 일을 해나갔습니다. 약을 먹었어도 우는 날도 있었고 무너진 날들도 있었지만, 시험을 준비하고 있었기 때문에 끝까지 버티며 하루하루를 보냈던 것 같습니다. 하지만 시험에서 실패한 후 다시 강박증이 나타났습니다. 다 나은 줄 알았고 다시 흔들리지 않을 것 같았는데, 사실은 그게 아니라 제가 회피하고 있어서 몰랐던 것이었습니다. 그래서 저는 이번에도 약을 먹는 것은 의미가 없다고 생각했고, 본질적인 문제가 무엇인지 해결하고 싶었습니다.

네이버를 통해 소장님을 알게 되었고 용기 내어 부산으로 갔습니다.

첫 상담을 마치고 저는 우리의 무의식이 강박증을 의도적으로 잡고 있다는 사실을 배울 수 있었습니다. 처음에는 이해가 되지 않았지만, 설명을 듣고 나니 고개가 끄덕여 졌습니다. 나를 위해 강박증을 붙잡고 있다니.. 저는 이 관점이 매우 옳다고 생각하였고, 상담을 받기로 결정하였습니다. 저는 상담을 통해 강박증을 바라보는 관점이 바뀌었습니다. 예전에는 강박 생각이 나면 괴롭고 불편하고 우울했다면, 현재는 그저 바라볼 수 있게 되었습니다. 누구에게나 강박 생각은 나타날 수 있고, 내가 거기에 반복적으로 의미를 부여하게 되면서 강박증이 된 것을 알았기 때문입니다.

또한, 강박증은 불안한 내면의 신호라는 생각이 들었습니다. 그래서 증상이 나타나면 불안한 내면을 달래고 위로해주고 같이 아파하면서 미안한 마음도 들었습니다. 그랬더니 강박 생각이 점점 줄어들었고, 진심으로 나를 사랑할 수 있는 마음을 갖게 되었습니다. 강박 생각이 줄어든 건 의도적으로 노력한 게 아니고, 정말 저도 모르게 줄어들었습니다. 생각이 나더라도 그냥 내 할 일을 할 수 있었고 불편함을 못 느꼈습니다. 물론 어려움이 없었던 건 아닙니다. 상담 진행 중에 새로운 강박 증상도 나타났었는데요. 처음엔 불안해서 왜 또 나타났나 싶었지만, 이 상황에서 대처해야 하는 마음가짐과 EFT 기법, 내면 아이와의 대화, 상담을 통하여 스스로를 달래고 믿어주려고 노력했습니다.

그럼 지금은 강박증에서 100% 벗어났냐고요? 저의 대답은 '아니요' 입니다. 하지만 저는 강박증을 바라보는 관점이 100% 달라졌고, 강박증이라는 아이와 함께 가더라도 더이상 우울하지 않고 내가 원하는 방향으로 나를 이끌 수 있겠다는 믿음이 생겼습니다. 물론 힘든 날도 있고 우울한 날도 있겠지요. 그렇지만 모든 삶 속에는 우울함이 존재한다고 생각합니다.

저는 강박증 덕분에 제 삶에서 작은 것에도 감사함을 배울 수 있었고, 어렸을 때 아픔들을 지금이라도 이해하고 달래줄 수 있었고, 내가 왜 강박증을 잡고 있었는지를 깨닫게 되었습니다. 저는 이 깨달음 자체가 강박증에서 나아졌다는 신호라고 생각합니다. 강박증에 대한 잘못된 생각과 편견은 여러분을 더욱더 아프게 할 거라고 생각합니다. 저도 그랬으니까요. 그렇지만 이 관점을 변화시키면 정말 좋아질 거라고 믿습니다.

감사합니다.

02 이제는 앞으로 나아갈 수 있게 되었습니다

윤성훈(가명) / 창업준비중(30대)

저는 초등학생 때부터 강박 증상이 있었다고 생각합니다.

문을 닫고 가스 밸브를 잠그는 것을 몇 번씩 확인했었습니다. 하지만 저는 가족의 안전을 책임진다는 생각에 강박증이라고 생각하지 않았고, 성격이라고 생각했습니다. 단지 다른 사람들보다 조금 더 꼼꼼할 뿐이라고 생각했습니다. 문제가 터지기 시작한 건 몇 년 전, 농사를 짓기 시작하던 때였습니다. 큰돈을 들여 비닐하우스를 한 채 샀고, 열심히 농사를 지었습니다. 그러던 중 처음에 생각했던 투자비용보다 점점 더 많은 돈이 지출되면서 저는 농사를 반드시 성공시켜야 한다는 마음을 먹게 되었습니다. 그것은 곧 부담으로 변하였고 결국은 실패로 이어지고 말았습니다. 비닐하우스에 화재 위험은 없는지, 작물은 잘 자라는지 수시로 확인하는 증상이 처음 나타난 시기기도 했습니다. 저는 모든 일을 안전하고 성공적으로 이끌기 위해서 '확인하는 강박 증상'을 더욱 키워갔습니다. 기존에 있던 증상(현관문을 잠그는 것, 가스 밸브를 잠그는 것 등)뿐만 아니라, 비닐하우스 내에 전기설비, 수도설비, 통풍설비와 작물의 질병 유무 등을 끊임없이 확인했습니다. 이런 강박들은 일상생활 전반(운전, 위생, 질병, 음식, 건강 등)으로 확대되었고 안전함을 느끼기 위해서는 계속해서 확인하고 확인해야만 했습니다.

저는 일반 심리상담 센터에도 가보고, 한의원에도 다녀 보고, 정신과 약도 먹어 봤습니다. 하지만 이런 노력에도 불구하고 더이상 좋아지지 않고 잘하면 현상 유지일 뿐 강박증은 계속 커져만 갔습니다. 그렇게 힘든 하루하루를 보내던 중, 소장님을 알게 되었습니다. 소장님은 자신도 30년 이상 강박증을 겪어 왔고, 누구보다 강박증 환자의 심정을 잘 이해했습니다. 그리고 현재 널리 알려져 있는 상담 방식과는 전혀 달랐습니다. 대부분의 상담 센터에서는 인지행동치료에 몰두하는 커리큘럼만 제안합니다. 그리고 너무 오래 걸리는 긴장 완화 방법들을 제시합니다. 그리고 정신과에서는 약물치료만 진행합니다. 정신과에서 처방을 받아 복용하는 약들은 효과가 있을 수 있습니다. 하지만 사람마다 차이가 있고 본인에게 맞는 약을 찾기까지 오랜 시간이 걸리기도 합니다. 저는 약을 복용하면서 상담을 진행했습니다. 소장님 또한 강박증이 심하면 약의 도움을 받는 것도 괜찮다고 하였고 투약에 관한 조언도 해주었습니다.

사람은 A에 집중하면 자연스레 B에 대한 생각을 잊게 됩니다. 내가 하고 싶은 것, 내가 이루고 싶은 것, 내가 살아가야 할 이유 등에 집중하다 보면 나를 묶고 있던 강박증이 나도 모르게 조금씩 느슨해지기 시작합니다. 작은 목표라도 달성하면 절망으로 가득했던 마음에 왠지 모를 추진력이 생기기 시작합니다. 그렇게 생겨난 힘으로 또 다른 목표를 달성하기 위해 노력하고 집중합니다. 성공하면 할수록 추진력은 더 강해질 겁니다. 저의 강박증은 아직 남아 있다고 생각합니다. 하지만 출처를 알 수 없이 끊임없이 생기는 여러 강박증에서 이제 벗어났다고 말할 수 있습니다. 저는 "강박증이 남아 있어도 더이상 고통스럽지 않게 일상생활을 할 수 있다"라고 말할 수 있으면 그것은 성공한 것이라고 생각합니다. 부정만을 바라보고 강박의 늪에 빠져 살았지만, 이제는 스스로 앞으로 나아갈 수 있는 추진력이 생겨 희망과 목표를 가지고 생활할 수 있게 되었습니다.

감사합니다.

03 이제는 당당하게 살겠습니다

박준석(가명) / 취업준비생(20대)

저는 서울에 사는 한 청년입니다.

어려서부터, 대수롭지 않은 것에 완벽을 추구하는 성향이 강했고 이런저런 불필요한 생각들을 하느라 시간을 많이 썼습니다. 그러던 제가 중학교 3학년이 되면서 이상한 버릇이 생겼습니다. 자리에서 일어날 때 뭔가 흘리거나 챙기지 못한 것이 없는지 지나치게 신경 쓰기 시작했고 그런 불안을 해소하기 위해 책상 위나 밑을 자꾸 확인하게 되었습니다. 그런 행동을 시작하고부터는 신경을 많이 쓰니 몸도 피곤하였고 짜증도 굉장히 늘었습니다. 신경성 복통도 자주 일어났습니다. 이런 제 모습을 보면서 부모님께서 걱정을 많이 하셨습니다. 시간이 흘러 고등학교에 입학하였고 어머니께서 심리 상담을 제안하셨습니다. 저도 도움을 받고 싶은 마음이 있었기에 받아들였습니다. 그때 했던 상담에서는 뇌를 긍정적인 방향으로 좋아지게 만드는 연습을 많이 했습니다. 그렇게 하면, 지나치게 확인하는 행동들이 줄어들 수 있다길래 열심히 하면서 변화하기를 기대했지만 별 효과를 보지는 못했습니다. 그런 방법으로 치료를 2~3번 더 받아봤지만 제 마음에 들지는 않았습니다. 이 방법이 맞는다고 해도 시간이 너무 오래 걸리면 소용없다고 생각하였고 그래서 다른 곳을 알아보게 되었습니다. 그러던 중, 강박증만을 전문으로 치료하는 곳이면 좋겠다는 생각이 들어 수소문하다 '굿바이강박연구소'를 알게 되었습니다.

첫날 상담을 받고 난 뒤, 강박증의 의미나 의도 등 뭔가 예전에 해왔던 상담에서는 듣지 못한 이야기들을 많이 들었습니다. 본격적으로 상담을 진행하면서 강박증의 목적이나 치료법 등에 대해서도 배웠고 또 저에 대한 많은 이야기들을 나누었습니다. 강박증은, 제가 감당하기 힘들어하는 문제로부터 회피할 수 있는 핑곗거리를 제공하고 있고 그 문제에 다가서지 못하게 도와주고 있다는 것을 알게 되었습니다. 또한, 겉으로 보이는 증상을 제거하는 데 집중하기보다는 감당하기 힘들었던 현실의 문제를 찾는 것에 집중해야 한다는 것도 알게 되었습니다. 우리의 무의식은 항상 자신에게 좋은 의도를 가지고 움직이고 있다는 사실을 이해하면서 치료방법에 대한 믿음을 쌓아갈 수 있게 되었습니다. 강박증에서 벗어나려면 강박사고의 불편함을 강박행동으로 연결하는 것이 아니라, EFT와 NLP 기법 등을 활용해 대체행동을 적용하고 부정적 감정을 해소해 나가야 한다는 걸 알았습니다. 하지만 그 과정이 쉽지만은 않았습니다.

그래서 저는, 소장님께서 제안한 프로젝트를 진행하기로 마음을 먹었습니다. 그러면서 많이 경험하고 느끼면서 스스로 당당해져 갔습니다. 매일 만보 걷기를 했고 잠깐이지만 춤도 배웠었고, 그리고 아르바이트도 시작하였습니다. 어른이 되기 위해서는 경제적인 능력을 갖추는 것이 중요하다는 것을 소장님께서는 강조하셨습니다. 그런 과정을 거치면서 저 스스로도 당당해져 가고 있음을 느끼게 되었습니다. 그것이 치료 효과가 좋았던 것 같습니다.

그동안의 상담을 통해서 강박증에서 벗어나기 위한 다양한 방법과 관점들을 알고 이해하게 되었고, 예전에 알고는 있었지만 실천하지 못했던 일들도 적극적으로 임하고 부딪혀 봄으로써 만족스러울 만큼 변화할 수 있었던 것 같습니다. 제 생각으로는, 문제 해결 프로젝트를 진행해 나가면서 뭔가를 경험하고 성취하는 감정을 느낀 것이 저의 부정적인 신념을 변화시키는 데에 큰 역할을 한 것 같습니다. 여러분들도 강박증에 대한 원망 대신, 당당하게 하고 싶은 일에 집중하면서 건강한 마음을 유지할 수 있게 된다면 강박증과는 저절로 멀어질 수 있을 거라고 생각합니다.

저도 그랬듯이, 여러분들도 파이팅 하시기 바랍니다.
감사합니다.

04 강박증에서 벗어나 이제 홀로서기를 시작하려고 합니다

강현수(가명) / 회사원(30대)

저는 학창시절부터 늘 우울과 불안감을 가지고 살았습니다. 20살이 되면서 이 우울과 불안감이 저를 많이 힘들게 했고, 치료를 해야겠다는 생각이 들었습니다. 그 이후 다양한 병원에 방문하였는데 언제나 진단은 '강박증'이었습니다. 강박적 행동보단 강박적 사고를 동반한 강박증에 가까웠습니다. 한 생각에 꽂히게 되면 그 생각에서 벗어날 수가 없었습니다. 병원에서는 약을 주었습니다. 약을 먹으면 늘 좀비가 되는 기분이 들고, 온몸이 축 처져 점점 더 무기력해질 뿐이었습니다. 그런 생활의 반복이었습니다. 강박증이 심해지면 또 약을 먹고 좀비가 되고, 잠시 나아지면 다시 약을 끊고의 반복이었습니다. 힘들지만 대안이 없다고 생각하였기에 그냥 그렇게 살아야만 했습니다. 그러던 2015년, 가장 강력한 강박적 사고에 꽂히게 됩니다. 처음 회사에 입사한 해였고 극심한 스트레스를 겪고 있었습니다. 그즈음 친구들과 여행을 갔는데 실수로 손바닥에 깊은 상처를 입게 됩니다. 2개월이 지나도 잘 치료되지 않았습니다. 거기다 보수적이고 수직적인 회사에 적응하는 과정에서 정신적 스트레스 또한 극에 달하게 됩니다. 그때, 우연히 특정한 질병을 다룬 뉴스를 접했습니다. 정말 그 순간을 잊을 수 없습니다. 갑자기 심장이 미친 듯 뛰고 정신이 멍해지며 극도의 불안감이 온몸을 덮쳤습니다. 내가 그 질병에 걸리지 않았을까라는 생각이 들었습니다. 그 일로 약 6개월 동안 여러 병원에서 온갖 검사를 다 받았습니다. 의사는 괜찮다고 말해도 저는 믿지 못하였고, 정말 미친 사람처럼 그 병에 걸리지 않았을까 하는 걱정에 사로잡혔습니다. 주위 사람들은 이런 저를 미친놈이라고 했지만 통제할 수 없어 너무 괴로웠습니다. 하지만 그것으로 끝이 아니었습니다. 강박증은 그 이후로도 3년 동안 증상을 바꾸어 가며 저를 고통스럽게 했습니다. 병원은 더이상 가고 싶지 않았습니다. 약에 대한 기대는 더이상 없었으니까요..

이러한 과정에서 소장님을 알게 되었습니다. 첫 방문 할 때부터 소장님을 보면 왠지 마음이 편안해졌습니다. 또한 강박증 선배라는 것에서 신뢰감이 더 느껴졌고, 이런 나를 공감해줄 거라는 믿음이 들었습니다. 그렇게 상담이 시작되었습니다. 첫 몇 주간은 강박증의 이해로 시작하였습니다. 강박증에 대해 이해하게 되니 나의 증상에 대해서도 이해가 되기 시작했습니다. 그러던 중 상담 과정에서 큰 깨달음을 얻은 적이 있습니다. 내가 강박사고로 정신을 차리지 못했던 시기들에 공통점이 있다는 것을 소장님께서 언급 해주셨습니다. 제가 극도로 스트레스를 받거나, 새로운 환경을 접하게 될 때 다양한 형태의 강박적 사고에 몰입하게 되었다는 사실입니다. 예외가 없었습니다. 이러한 통찰과 강박증에 대한 이해는 제게 큰 변화였습니다. 증상이나 생각이 정말 급격히 줄었습니다. 병원에서와는 다르게 정말 '효과가 있다' 라는 것이 실감이 되었고 치료에 더욱 확신을 더욱 가지게 되었습니다. 강박증의 이해로 상담을 시작하여 어린 시절의 상처받은 내면아이를 만나기도 하였고 그 과정에서 다양한 치유와 깨달음을 얻었습니다. 그 이후에는 하나의 목표를 설정하여 그것을 달성하기 위해 많은 노력을 하였습니다. 그 과정에서 EFT, NLP, 감정일기를 쓰는 등 다양한 치료기법들을 열심히 활용하였습니다. 이제 상담은 종결하고, 홀로서기를 시작하려고 합니다.

현재 저는 '완전히 부정적인 생각이 들지 않는 상태' 는 아닙니다. 하지만 과거처럼 어떤 생각에 몰입하여 모든 삶을 잃어버리고, 힘들어하진 않습니다. 약간 흔들릴 뿐 다시 오뚝이처럼 제 삶의 중심을 찾아가는 것을 선택하고 싶습니다. 이제는 어떻게 나가야 할지 방향을 알 것 같습니다.

앞으로도 꾸준히 노력하여 더 단단해지고 당당한 사람이 되겠습니다.
소장님, 감사합니다.

"지금 바로 당신이 행복해져야 하는 이유..."

강박증으로 고통받는 분들의 가장 큰 바람은 강박증으로부터의 자유다. 강박증에서만 벗어난다면 무엇이든 할 수 있을 것 같고 무엇을 해도 희망을 가지고 살 수 있을 것 같다고 말한다. 의심의 여지가 없는 맹목적인 믿음, 그 자체이다. 그러므로 강박 증상을 제거하려는 노력에 집착하게 되고 수시로 증상의 유무를 점검한다. 있는지 없는지 확인하기 위해서는 있는지 없는지 계속 관찰해야 한다. 없기를 바라므로 없다는 것을 믿기 위해서 없음을 계속 예의주시해야 한다. 있으면 있어서 불만이고 없으면 또 언제 올지 몰라 불안하다. 있어도 불만이고 없어도 불안한 상황이 반복될 수밖에 없다.

강박행동을 일으키는 강박사고는 많은 사람들을 당황하게 만든다. 그 생각이 떠올랐다는 사실만으로 자신에게 문제가 있다고 생각한다. 그러므로 그 생각은 통제의 대상이 된다. 있는지 없는지 확인해야 하는 대상, 왜냐하면 있으면 없애야 하기 때문이다. 있어서는 안 되는 생각, 있다는 것을 들키면 안 되는 생각, 생각했다는 것만으로도 불경하다는 생각, 그 생각에 사로잡혀 저절로 흘러가게 두지 못한다. 응징의 대상이 되었기 때문이다. 끝나지 않을 전쟁은 이미 시작되었다. 평화를 고대하지만, 언제가 될지 막막하고 어떻게 끝낼 수 있는지도 알지 못한다. 오늘도 습관처럼 총을 겨누고 위협하고 있다. 전하고 싶은 메시지는 아주 단순하다. "꺼져라!"이다.

강박증은 반갑지 않은 손님, 내쫓아 버리고 싶은 손님, 꼴도 보기 싫은 손님이 되어 있다. 하지만 강박증은 쉽게 자리를 내어 주지 않는다. 가라고 해도 좀처럼 갈 생각이 없어 보인다. 아무리 구박을 하고 모진 말로 몰아붙여도 꿈쩍을 하지 않는다. 오히려 더 강력하게 달라붙어 버린다. 그러니 더 미워지는 것이다. 아무것도 하지 않고 아무 일도 되지 않는 이유가 모두 강박증 때문이라고 믿기 때문이다. 그러면서 오늘도 강박증만 없다면.. 강박증만 없다면.. 하는 말만 계속 되뇌고 있다.

"강박증이 없어졌는데도, 당신은 여전히 변함없다면 어떤 기분이 들까요?"

상담 중에 건넨 질문이다. 내담자에게는 생뚱맞은 질문이 될 수 있다. 강박증과의 이별이 곧 행복의 시작이라고 믿고 있는 분에게는 이해조차 되지 않는 질문일 수 있다. 그래도 이것은 강력한 힘을 발휘한다. 대부분의 내담자들은 깊은 생각에 잠긴다. 한참이 지나고서야 자신의 생각을 글로 옮기기 시작한다. 강박증이 빠진 자리가 더 힘겨워진다는 사실을 스스로 확인하게 된다. 강박증과의 결별과 행복과의 등식이 성립되지 않음을 깨닫게 되는 것이다.

강박증이 없어졌는데도 나는 그대로라면.. 나는 더욱 우울하고 비참해질 것 같습니다.

강박증이 없어졌는데도 나는 변함없이 그대로라면.. 나는 삶의 목표를 잃고 뭘 해야 할지 몰라 더 혼란스러울 것 같습니다.

강박증이 없어졌는데도 나는 여전히 우울하고 무기력함을 느낀다면.. 나는 가족들에게 미안하고 죄스럽고, 그래서 차라리.. 죽고 싶을 것 같습니다.

강박증인 분들의 바람처럼 강박증이 없어졌을 때, 자신이 원하는 상태로 변하게 된다면 얼마나 좋을까? 하지만 진실은 그렇지 않다.

강박증이 없어지면 강박증만 없어진다. 강박증만 없어지고 우울과 무기력은 그대로 그 자리에 남아 있다. 강박증이 없어져도 그 사람은 그대로다. 그렇다면 강박증이 없어지는 것은 아무런 의미가 없다. 있으나 없으나 여전히 우울하고 무기력한 건 똑같기 때문이다. 강박증을 원망하며 살아온 사람에게는 청천벽력과도 같은 위기의 순간이 된다. 오히려 더 힘들어질 수 있다. 이젠 아무런 방어막 없이 힘겨운 일상에 던져져 혼자 힘으로 온전히 버텨내야 하기 때문이다.

강박증과의 결별! 그것이 행복을 보장해 주지는 않는다.
강박증과의 헤어짐과, 행복과의 만남은 전혀 별개의 것이다. 근거 없는 맹목적인 믿음에 기대어 오늘도 강박증과의 혈전을 벌이고 있다면, 이 사실을 진지하게 의심해보길 바란다. 그리고 낡은 공식은 지워 버리고 새로운 공식으로 다시 써 내려가길 바란다.

그 공식은 쉽고 단순하다. 공식의 순서를 바꾸기만 하면 된다.
"강박증이 없어져야 나는 행복할 수 있다."를 깨끗이 지우고
"내가 행복해져야 강박증이 없어질 수 있다."로 말이다.

강박증 때문에 당신이 행복하지 않은 게 아니라
당신이 행복하지 않기 때문에 강박증이 있는 것이니까.